HISTOIRE

DE LA GUÉRISON

D'UNE JEUNE PERSONNE,

PAR LE MAGNÉTISME ANIMAL,

PRODUIT PAR LA NATURE ELLE-MÊME.

DE L'IMPRIMERIE DE D'HAUTEL,
rue de la Harpe, n°. 80.

HISTOIRE

DE LA GUÉRISON

D'UNE JEUNE PERSONNE,

PAR LE MAGNÉTISME ANIMAL,

PRODUIT PAR LA NATURE ELLE-MÊME.

Par un témoin oculaire de ce phénomène extraordinaire.

TRADUIT DE L'ALLEMAND

Du Baron Fréd. Charles DE STROMBECK.

———

Avec une Préface du D'. MARCARD,
Médecin des eaux de Pyrmont.

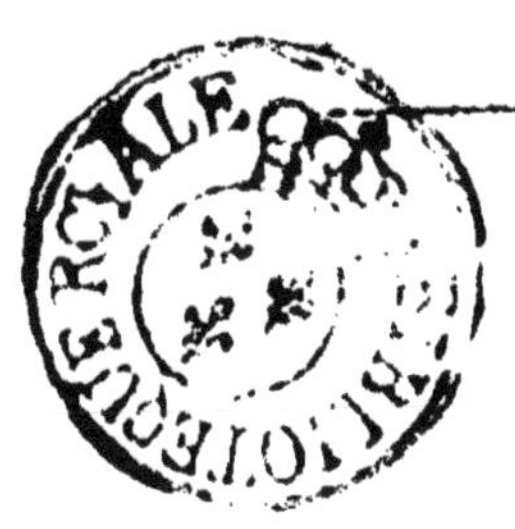

A PARIS,

A LA LIBRAIRIE GRECQUE, LATINE, ALLEMANDE,
ci devant Fr. SCHOELL, rue des Fossés Montmartre, n° 14.

1814.

A LA SOCIÉTÉ ROYALE
DES SCIENCES
DE GOETTINGUE.

Messieurs,

Les feuilles ci-jointes contiennent le récit historique d'un phénomène qui tiendra une place distinguée dans les annales de l'art de guérir, et dans celles de la physique.

Quel spectacle plus imposant en effet, que celui de la nature réunissant une foule de moyens, pour parvenir pas à pas à un but, que vraisemblablement tout l'art humain n'auroit pu atteindre. Ce qui l'intéressoit à la réussite de ce dessein, seroit, je crois, demeuré un secret pour le regard scrutateur de tout mortel, eût-il été même plus perçant et plus exercé que le mien.

Pénétré de l'importance de ce que je voyois, j'ai tracé mes observations avec exactitude, et je les ai toujours plus détaillées à mesure que j'ai été plus convaincu de la sublimité de ce grand phénomène. Je me suis entouré de témoins, lorsque les faits m'ont paru devenir incroyables; je sentois que sur mon assertion seule, mes contemporains ne croiroient point à la réalité d'une telle merveille.

A quelques exceptions près, ces témoins furent présens à toutes les scènes de ce grand drame. Quelques-uns d'entre eux vous sont inconnus, Messieurs, mais vous accorderez sans doute quelque confiance aux assertions de ceux que je vais nommer. Ce sont MM. le conseiller intime Marcard, médecin des eaux de Pyrmont ; le docteur Köler, médecin de la Cour à Celle ; le docteur Schmidt, aussi médecin de la Cour au même lieu; le Substitut du Procureur général , Blumenbach (le fils de votre secrétaire perpétuel); le juge du tribunal à Celle, M. de Strombeck, mon frère. Je prie ces messieurs avec instance, je les supplie de me contredire ouvertement, si je ne suis point exact dans ma narration. Ils le doivent aux sciences.

Je ne prétends point être l'historiographe des merveilleuses opérations de la nature, mais seulement leur annaliste, car il me manque beaucoup des connoissances nécessaires pour remplir les devoirs du premier. Je vous présente mon journal, tel que je l'ai écrit pendant le cours de mes obser-vations. Je n'y ai pas changé un seul mot, j'ai seulement rectifié quelques fautes de langage, qui m'étoient échappées en le rédigeant. Je ne l'ai pas rangé dans un meilleur ordre; je n'ai pas même rectifié les fautes de calcul, s'il s'y en trouve. J'ai aussi un témoin de ce que j'avance en ce mo-ment. M. le procureur général Blumenbach, qui lisoit mes notes les plus importantes, sait aussi que je les avois écrites. Comment aurois-je osé me permettre de changer quelque chose en les rédigeant, puisque je n'étois que l'agent passif des médecins qui devoient les examiner? Ce n'étoit pas pour moi, c'étoit pour eux que j'observois (1).

On ne trouvera donc pas ridicule que j'aie con-servé une foule de petits détails, qui, au premier aspect, ne paroissent que des bagatelles. Qui ne sait que l'observation la plus légère peut conduire

----

(1) Les seules inexactitudes qui se trouvent dans mes notes sont dans une partie des discours que tint la malade. Elle par-loit trop rapidement pour que je pusse copier littéralement toutes ses expressions; quelquefois je me bornois à retenir les principales, d'autrefois je me contentois de retracer le sens de son discours.

un physicien exercé, sinon à surprendre, du moins à soupçonner les secrets de la nature? J'ai craint un peu ce ridicule, en racontant que la malade, en demandant l'anneau qui devoit amener le dénouement de ce spectacle étonnant, avoit désiré, et même regardé comme nécessaire que cet anneau ne fût point fait à Celle, et qu'il fût cousu sur du parchemin. Ne pouvoit-elle point avoir le pressentiment que, s'il étoit fait ici, l'or n'en seroit point aussi pur qu'il devoit l'être, et qu'il seroit mêlé de cuivre ou d'argent? Peut-on affirmer avec certitude, que l'or mis par le fer (l'aiguille) en contact immédiat avec une peau d'animal préparée à la chaux (le parchemin), ne met en mouvement ni fluide galvanique, ni tout autre qui nous est inconnu?

Convaincu que l'étonnant spectacle dont j'étois témoin, étoit incroyable, une fois j'affirmai par serment la vérité du récit que j'en faisois. J'ai laissé aussi ce serment, comme un souvenir de la vivacité des sensations que j'éprouvois; quoique je sentisse que c'étoit m'abaisser que de sembler croire qu'on peut douter de ma véracité.

L'homme qui, au lieu d'être saisi d'un frisson involontaire, rira en lisant ce serment, n'est point destiné par la nature à l'observer. Rien en lui ne lui laisse soupçonner qu'il est encore des secrets que les regards scrutateurs d'hommes , tels que vous, Messieurs, ne pourront à la vérité découvrir entièrement , mais apercevront dans l'éloignement à la suite des siècles, et dont ils indiqueront la trace.

Je voulois d'abord vous présenter, Messieurs, ces feuilles en manuscrit, et vous prier de n'en jamais rendre public le contenu, parce que je craignois que cette publicité n'affligeât la jeune dame, que la nature avoit choisie pour instrument de ses merveilles ; deux considérations m'ont fait changer d'avis.

D'abord il m'a paru que c'étoit un attentat aux droits des sciences, que de ne pas donner toute la publicité possible à un semblable spectacle de la nature ; ensuite les allées et venues fréquentes et journalières de plusieurs médecins dans ma maison, avoient donné naissance à mille bruits divers sur les causes de la maladie de notre fille adoptive ; car quelle légère circonstance l'oisiveté laisse-t-elle échapper, pour remplir le vuide de ses heures !

Qu'on lise donc dans ce récit que Dieu, ou, si l'on veut, la nature a guéri d'une maladie grave une jeune fille, digne par la pureté de son ame d'être l'objet d'une telle merveille, et l'a guérie seule, sans aucun autre secours humain que celui d'une obéissance passive dans l'exécution des ordres qu'il donnoit par la bouche de sa malade. Dieu l'a guérie pour tout le temps de sa vie, car comment pourroit-on douter de la vérité de cette prédiction, puisque tant d'autres se sont accomplies? Déjà elle ressent l'effet de cette prédiction; elle jouit de la santé la plus brillante et la plus florissante. On n'aperçoit plus en elle la moindre trace de cette humeur mélancolique à laquelle elle étoit en proie; une sérénité, telle qu'elle n'en avoit jamais ressenti, lui rend la vie précieuse.

Pour moi, humble et reconnoissant, je m'écrie avec Job: ô mon Dieu! Je vous ai entendu de mes oreilles; je vous ai vu de mes yeux!

Veuillez, Messieurs, recevoir ces feuilles avec indulgence; et permettez-moi de vous renouveler l'assurance de la profonde vénération que je vous ai vouée.

A Celle, en mars 1812.

FRED. CHARLES, Baron DE STROMBECK.

PRÉFACE

DE M. MARCARD.

Oɴ doit les observations suivantes à une plume distinguée, mais entièrement étrangère à la science de la médecine, et d'autant plus estimable par là, qu'elle est plus exempte des préjugés de l'école. Dans les dernières époques, j'ai moi-même été témoin de ces observations et je les regarde comme les preuves les plus décisives de l'existence et de la réalité du magnétisme animal ; du moins elles tiendront une place très-importante dans son histoire. Il est, à la vérité, des exemples de somnambulismes, extases et exaltations volontaires, dont on peut comparer quelques circonstances avec l'état dont il est ici question ; comme celui de la malade cataleptique, qui, dans certains temps, tomboit d'elle-même dans un sommeil magnétique, et pouvoit alors lire les lettres que l'on posoit fermées et cachetées sur le creux de son estomac (1) ; mais le magné-

---

(1) *Courrier du Bas-Rhin* 1807, n°. 31.

tisme artificiel ne présente aucun fait qui offre une entière similitude avec celui dont on va lire le récit, et qui jusqu'à présent est unique. Ici la nature avoit pour but la guérison d'une maladie grave, et elle l'a atteint par sa seule force intérieure, sans l'influence d'aucun secours étranger, promptement, et par les moyens qu'elle-même a prédit devoir être employés. Ce magnétisme naturel, par sa force, son intensité, la rapidité de sa marche, a surpassé de beaucoup les effets du magnétisme artificiel ; cela prouve incontestablement que le magnétisme animal n'est point un état dans lequel l'art seul peut faire tomber, mais qu'il est inhérent avec la nature humaine , qu'il peut se développer par sa seule force intérieure, et opérer la guérison même des maladies les plus dangereuses ; enfin, je crois voir ici la preuve la plus claire que le magnétisme n'est point fondé sur une fiction, mais sur la vérité et la réalité.

Ceux dont la mémoire peut se reporter à trente ans en arrière, ou qui voudront examiner ce qui se passoit alors de relatif à cet objet, pourront voir que ma correspondance avec Lavater, dans l'automne de l'année 1785, fut la première qui fit connoître en Allemagne le Puiséguréisme, alors nouveau, et un peu différent du Mesmérisme qui l'avoit précédé. Cette correspondance contient ce qu'on apprit d'abord sur la *désorganisation*, le *somnambulisme*, la *clairvoyance* et les *crisiaques* ou *crisoloques magnétiques*. Je me servis alors du mot *manipulation* pour désigner le faire des magnétiseurs, et cette expression fut depuis généralement conservée. Lavater me rapportoit des faits, et dans mes réponses je lui exprimois mes doutes sur une doctrine si neuve, si étrangère, si peu fondée sur nos principes de physique et de physiologie, par conséquent très-paradoxale. Cependant je n'en niois pas absolument la possibilité; je voulois seulement, avant de prononcer, un long délai pour rechercher et examiner ces faits; jamais je ne niai la réalité de ceux qu'attestoient plusieurs personnes dignes de foi, mais j'essayai de les expliquer par d'autres principes (1).

---

(1) On trouve cette Correspondance dans le *Journal de Berlin* d'alors, mois de novembre de l'année 1785, pag. 450.

Depuis ce temps on a beaucoup travaillé sur cet objet ; notre physique a éprouvé des changemens considérables ; des hommes qui méritent toute croyance , pour une partie desquelles j'ai la plus haute considération, se sont déclarés pour le magnétisme animal.

En publiant, avec le langage de la candeur et de la vérité , sur quelles bases certaines étoit fondée leur persuasion, ils ont affoibli mon incrédulité, mais ils n'ont pu détruire tous mes doutes. Ces doutes étoient, sinon justifiés, du moins excusés par les tromperies et les jongleries auxquelles le magnétisme servoit de manteau. Que l'on se souvienne , entr'autres , de cette fille d'Osnabruck, si long-temps et si fortement protégée par de prétendus médecins philosophes, et qui affir-moit avoir vécu d'air pendant dix-huit mois. Je n'ai point fait d'expérience directe sur le magnétisme , d'abord parce que je n'en ai point trouvé d'occasion particulière, ensuite à cause de cette incrédulité intérieure qui me restoit contre cette doctrine, et que for-tifioient encore mon âge et mon expérience. S'il étoit nécessaire d'ajouter ici quelque

chose pour donner plus de poids à mon té-
moignage, je rappellerois que, loin d'avoir jamais mérité le reproche de me laisser entraîner trop facilement par le torrent, et d'être
trop aisé à persuader, j'ai donné plus d'une
preuve du contraire.

Sans un cas aussi extraordinaire que celui
qui est rapporté dans les feuilles suivantes, j'aurois vraisemblablement conservé jusqu'à la
mort mes anciens doutes sur la réalité de cette
propriété, inhérente à l'essence de la nature
humaine, si étonnante, si rare, si incompréhensible. En effet, j'avois encore une assez
forte dose d'incrédulité, lorsque je me rendis près de la malade pour être témoin de
scènes qui devoient avoir lieu incessamment,
qu'elle avoit prédites avec la plus grande
exactitude, et que je pouvois observer à loisir
pendant les trois derniers jours : mais le scepticisme le plus fort a cependant son terme.
Reste-t-il même quelqu'obscurité, il faut reconnoître l'évidence et la vérité des faits,
lorsque l'on n'a rien négligé pour n'être point
la dupe d'une erreur; et l'on doit aux sciences
et à la vérité de ne point garder le silence

sur un objet sur lequel les voix sont encore partagées.

Tout ce que jusqu'à présent on avoit observé dans le magnétisme animal étoit la suite d'un état provoqué par l'art. Ici ce n'est plus cela; toutes les circonstances de cet état, absolument toutes, depuis le sommeil jusqu'à la crairvoyance, avec extase et exaltation, mais plus fortes, plus brèves, plus concentrées, plus parfaites et plus actives que celles qui naissent du magnétisme artificiel, ont été créées uniquement *par les forces intérieures de la nature*, sans aucune influence extérieure, et dirigées vers un but qui s'est trouvé atteint comme on le verra. Ce que l'art n'a opéré qu'en quelques mois, la nature l'a fait en quinze jours, ou, pour parler plus juste, en sept jours. Jusqu'à ce moment la malade n'avoit rien éprouvé qu'on pût attribuer au magnétisme; car l'instinct qui depuis long-temps lui inspiroit le goût de porter sur elle du fer et même d'autres métaux, indique à la vérité une disposition particulière du corps, mais il étoit trop ancien pour avoir influé sur une crise violente, née tout-à-coup, et qui a promptement amené une guérison parfaite.

Dans tous les cas connus du magnétisme il faut le provoquer, et à chaque retour par un nouveau moyen (1).

Mais s'il est certain que l'état magnétique peut avoir lieu sans le secours du magnétiseur, cette circonstance détruit la théorie, qui, admettant le matériel, veut que du magnétiseur découle une matière active qui pénètre dans le magnétisé, prend de nouvelles forces, les partage, et fait naître la crise, mais qui doit être renouvelée chaque fois. Cette donnée me parut toujours invraisemblable; telle que Gmelin la présente, elle fait naître des idées si ridicules, si offensantes pour la pudeur et la délicatesse, qu'elle augmentoit mon éloignement pour le magnétisme animal. Le cas dont il est ici question prouve que l'état magnétique peut naître sans magnétisation, et sans aucun secours du magnétiseur. D'après cela, il ne resteroit au magnétiseur

---

(1) Cela est admis comme règle, quoiqu'il y ait des exemples de personnes qui dans leur cure magnétique sont tombées dans le magnétisme sans aucune manipulation.

qu'à mettre cet agent en mouvement; vraisemblablement il seroit possible de trouver un moyen d'obtenir ce résultat sans employer la magnétisation, et d'ôter par là à cette opération ce qu'elle a de scandaleux pour beaucoup de gens. Peut-être y parviendroit-on avec un appareil galvanique, approchant du baquet mesmérique, que je vis, il y a trente ans, à Berne et à Strasbourg, et dont j'osai rire. . . . . Je l'avoue à ma honte.

Du reste, le somnambulisme de notre malade étoit à-peu-près semblable dans les points principaux à celui qui est provoqué par l'art. Même besoin pendant les crises d'être interrogée et de répondre à des questions (1); le même penchant irrésistible à parler de l'état de sa santé, et à prescrire la marche qu'il

______

(1) Peu de temps avant le dernier paroxysme, elle demanda plusieurs fois, avec instance, si personne n'avoit plus de questions à lui faire, ajoutant que dans peu de minutes elle ne pourroit plus répondre, parce qu'il lui falloit absolument quelques instans de repos. Comme on ne lui dit rien de remarquable, un air de surprise, je puis même dire de mécontentement railleur, se peignit sur ses traits; elle s'étendit sur le sofa, et garda le silence jusqu'à son réveil.

falloit suivre pour parvenir à sa guérison ; la même assurance et la même précision dans ce qu'elle disoit sur son état et sur l'avenir, particulièrement sur la fixation des momens ; le même souvenir de ce qui s'étoit passé dans le paroxysme précédent ; et le même oubli total après la crise ; la même connoissance des choses qui l'entouroient, sans que la fixité de ses yeux pût lui permettre de les voir de la manière ordinaire ; la même exaltation dans la finesse de l'ouïe, qui augmentoit sa sensibilité au point qu'un bruit un peu fort lui causoit des convulsions ; la même répugnance des animaux qui s'approchoient pendant la crise ; la même disposition a été troublée, même par de petits obstacles, dans ce grand œuvre de la nature, et la même crainte de perdre par là le fruit de ses efforts ; une sensibilité aussi excessive, et une semblable aversion pour tous les métaux et leur approche ; la même décence dans tous ses mouvemens, dans ses expressions, et le même mécontentement de ce qui s'écartoit de cette décence ; la même exaltation dans l'esprit, et la même disposition à prier avec la plus vive ferveur; la même promptitude à répondre sur les absens ou sur les objets invisibles ; la même facilité de prédire l'avenir , ainsi le pouvoir de prophétiser; la même assertion qu'elle voyoit tout en elle, au-dessous du sein ; la même assurance du bien-être qu'elle éprouvoit pendant le sommeil, qu'elle nommoit le sommeil bienfaisant, le sommeil délicieux, qui devoit la guérir, la changer entièrement, assurance qu'elle répétoit souvent avec l'accent d'une entière et ferme persuasion , et pendant laquelle sa physionomie offroit une expression de joie difficile à décrire.

Passons aux différences remarquables : la somnambule répondoit indifféremment à tous ceux qui l'interrogeoient, et sans être mis en rapport entr'eux, ce qui n'arrive point dans le magnétisme artificiel , où tout se fait ordinairement par le magnétiseur. Lorsque quelqu'un l'interrogeoit sur sa propre santé, avant de lui répondre elle demandoit à toucher sa main. Je n'ai pas remarqué non plus qu'elle éprouvât une sensation désagréable à la venue d'aucune des personnes qui l'approchè-

rent, ce qui arrive quelquefois dans le somnambulisme artificiel. Pendant quinze jours
que dura cet état, elle fut toujours dans une
sorte d'exaltation surnaturelle. Le paroxysme
du somnambulisme ne dura que sept jours,
pendant lesquels elle y entroit une ou deux
fois, toujours au moment et pendant tout le
temps qu'elle l'avoit prédit à l'avance. La
preuve que dans les jours qui précédèrent et
suivirent ce paroxysme, elle étoit aussi dans
l'état d'extase, c'est qu'elle ne se souvint de
rien de ce qui s'étoit passé pendant ces quinze
jours, et qu'ils sont, pour ainsi dire, rayés
du tableau de sa vie. Cet état cessa au moment qu'elle avoit plusieurs fois annoncé ; il
finit comme il avoit commencé, tout-à-coup;
et dès ce moment toute ombre d'exaltation
disparut, et avec elle toutes traces des maladies qui avoient affligé son corps et son esprit.

On ne pouvoit aussi méconnoître en elle
le don de prophétie, tant que dura son état
d'exaltation. Elle annonçoit avec précision,
en indiquant jusqu'aux secondes, tout ce qui
avoit rapport à sa santé, comme aussi le nom-

bre de ses paroxysmes , l'instant où ils commenceroient, leur durée, le moment de leur fin, l'effet qu'ils devoient produire. Cet esprit de prophétie s'étendoit encore sur d'autres objets qui l'environnoient, mais alors il n'étoit point aussi infaillible , surtout pendant les trois derniers jours, lorsque je la vis; elle disoit elle-même que la lumière devenoit plus foible ; elle annonça cependant des choses qui se trouvèrent très-justes, comme on le verra , mais elle fut trop peu questionnée pour donner beaucoup d'exemples. Entr'autres choses qu'on n'a pu encore vérifier, elle annonça que l'été prochain (1813) seroit très-désagréable, et ne commenceroit que dans le mois d'août; l'avenir peut seul nous apprendre si elle a deviné juste.

Dans cette circonstance remarquable on auroit pu faire beaucoup d'observations intéressantes, si sa durée n'avoit pas été si courte, si un magnétiseur exercé avoit été constamment auprès de sa malade. Moi, j'avois très-peu d'expérience dans cette partie; je connoissois auparavant fort peu cette malade ; je n'ai été témoin que des trois dernières crises, pendant lesquelles son esprit de prophétie étoit affoibli. Les premiers paroxysmes furent à-peu-près perdus pour l'observation, parce que personne ne soupçonnoit l'existence du spectacle étonnant qu'il avoit sous les yeux ; dans ceux qui suivirent on ne put pas tout noter exactement , à cause de la rapidité avec laquelle ils se suivoient.

Comme il est suffisamment prouvé par cet exemple que la nature , sans le secours de l'art, par sa propre force, peut faire naître un semblable état, et s'en servir comme d'un moyen pour guérir même des maladies très-graves ; il est à présumer que semblable chose est déjà arrivé (1). Si nous n'en avons pas de preuves certaines, c'est faute d'observations assez exactes. Un médecin très-occupé , qui chaque jour voit un tel état pendant un quart-d'heure ; et en courant, ou bien auquel on le dépeint , n'y aperçoit qu'un dérangement dans le système nerveux, ou bien qu'une

---

(1) Chez un seul écrivain, Gmelin, je trouve une simple idée de sommeil naturel magnétique, mais sans aucune circonstance qui l'approche de cet exemple-ci.

sorte de délire, et souvent il ne le juge pas digne d'une attention particulière, si, comme ici, il n'est point entouré de personnes qui le guident. Ce qu'il y voit le moins est cette force motrice de la nature , dans toute sa perfection et son activité , prescrivant les remèdes qu'il lui faut par les discours qu'elle dicte au malade, et que l'on prend pour les fruits du délire. Si dans un semblable cas on n'exécute pas avec la plus stricte attention tout ce que désire le malade, et qui paroît être nécessaire à sa guérison ; si l'on le traite à contre-sens ; si l'on le contrarie , cet état lui nuit au lieu de le servir, et peut-être le conduit jusqu'à la folie. Supposons que cet état soit aperçu dès son commencement ; comme le crisologue ne se prescrit jamais que des moyens simples , et qui ne s'élèvent point au-dessus de ses connoissances, tels que la diète ou un régime doux, on voit que négliger de lui obéir peut entraîner des in-convéniens graves ; que satisfaire ses désirs, au contraire, ne doit que produire un bon effet. En admettant que l'état magnétique, et particulièrement le sommeil, est un grand effort que fait la nature pour guérir le malade, on conçoit qu'il ne faut lui prêter que de légers secours, et que des agens trop forts ou trop actifs seroient plus nuisibles qu'utiles. (

Il est très-possible que dans l'événement dont on va lire les détails, l'issue ait été beaucoup moins heureuse qu'elle ne l'a été, si dès le commencement de la crise, qui fut exactement observée, l'on n'avoit point agi avec tant de précaution, et une exactitude si scrupuleuse; si prodiguant à la malade les soins les plus tendres, on n'avoit pas scrupuleusement observé tous les ordres que la nature lui dictoit.

D'après l'effet que produisent ordinairement en Allemagne les événemens extraordinaires, il est à craindre que celui-ci, et les écrits qu'il fera naître sans doute, ne soient cause qu'on mésuse du magnétisme animal; mais la longueur et la difficulté de ses cures rendront d'abord ces abus moins dange-

reux ; ensuite si la jonglerie s'en mêle, il
es: des moyens de la réprimer ; enfin, on
doit rendre hommage à la vérité, sans consi-
dérer quels inconvéniens peuvent en naître.

Celle , le 21 février 1813.

MARCARD.

HISTOIRE

D'UNE

JEUNE PERSONNE,

A laquelle la nature seule a indiqué le magnétisme animal , et qui en a obtenu sa guérison.

———

JULIE *** , née sans fortune, mais de parens honnêtes, vint chez moi en qualité *de demoiselle de compagnie*, dans l'été de l'année 1810; elle atteignoit alors sa dix-septième année. Les charmes de son caractère nous engagèrent bientôt à l'adopter dans la famille, et à la traiter comme une fille chérie.

La noblesse de son ame lui fit redoubler constamment d'efforts pour reconnoître ce qu'on faisoit en sa faveur. Nous lui reprochions, à la vérité, un entêtement, qui alloit quelquefois jusqu'à l'opiniâtreté, mais comme elle nous assuroit que, malgré tous ses soins, il lui étoit impossible de ne pas se livrer à cet entêtement, nous étions disposés à le lui pardonner. Nous la blâmions aussi de ne pas nous accorder autant de confiance, que nous croyions en mériter.

Quoique disposée à la mélancolie par son tempérament, elle se livre, avec autant de facilité, à une joie excessive, ou à une tristesse profonde. La gaieté dans la conversation, lui plaît beaucoup; et cependant elle ne l'aime point dans ses lectures, et lui préfère la sombre gravité des scènes tragiques, qu'elle déclame avec beaucoup de talent et d'expression. Elle aime passionnément la danse, et fort peu la musique. Elle n'est ni savante, ni sans lettres; mais elle a reçu cette portion d'éducation, qui convient à une jeune personne, destinée à remplir un jour les devoirs d'une mère de famille.

Elle est belle, bien faite, et paroît jouir d'une santé parfaite; sa vigueur et les couleurs brillantes de son teint ne la laissant soupçonner ni de foiblesse, ni de disposition à la maladie. Elle paroit sanguine, aussi la nature vient-elle l'aider de temps à autre par des saignemens de nez.

Avant de venir près de nous, elle avoit éprouvé quelquefois des spasmes assez violens, mais pendant peu de jours. Une forte contradiction qu'elle éprouva après s'être imprudemment échauffée en dansant avec un peu d'excès, est présumée la cause de ces spasmes souvent accompagnés de mouvemescon vulsifs.

Dans le mois d'octobre de 1810, elle étoit en parfaite santé, et vint avec nous d'Einbeck à Celle.

Elle continua de s'y porter très-bien jusqu'à l'été de 1811. A cette époque, et sans que nous en connoissions la moindre cause, elle fut tout-à-coup attaquée de spasmes convulsifs. Ces spasmes l'attaquoient si promptement que souvent elle avoit à peine le temps de se jeter sur un lit, et quelquefois même elle ne l'avoit pas. Leur durée, pendant laquelle elle poussoit de grands cris et s'arrachoit les cheveux, étoit inégale, et alloit depuis dix minutes jusqu'à six et même huit heures. La distance qui les séparoit étoit aussi différente, de même que les périodes dans lesquelles elle les éprouvoit. Quelquefois elle étoit des mois entiers sans en ressentir; quelquefois elle en avoit toutes les semaines, et même tous les jours. Ils se terminoient ordinairement avec tant de promptitude, qu'elle revenoit à elle avec toute sa sérénité ordinaire, quoiqu'un peu affoiblie. Ces spasmes la surprenoient le plus souvent le soir, après souper.

Son médecin, M. Köler, médecin de la Cour, lui ordonna, dans un moment de calme, une saignée, des bains de plantes, le castoreum et le petit lait. Il étoit très-difficile, et presqu'impossible de lui faire prendre des médicamens, même du thé de camomille. A plus de vingt pas son odorat en étoit frappé, elle en éprouvoit de l'horreur; et si elle en prenoit, à demi par force, à demi pour céder à nos instantes prières, la contrariété qu'elle éprouvoit rendoit plus graves les accidens de sa maladie, de manière qu'on fut obligé de renoncer à peu-près à les employer. Après la saignée, le petit-lait et les bains, elle fut six à huit mois sans être attaquée de ces spasmes.

Déjà vers cette époque, à la fin des attaques, elle éprouvoit différens accidens. Elle tomboit dans des évanouissemens qui duroient depuis trente minutes jusqu'à huit heures, pendant lesquels elle sembloit dormir avec calme, et il ne paroissoit aucune altération ni dans la vivacité de son teint, ni dans l'hilarité de ses traits, ni dans les mouvemens de sa respiration, ni dans le battement de son pouls, qui étoit ordinairement de quatre-vingts à quatre-vingt-dix pulsations par minutes. Il n'étoit pas possible de la tirer de ces évanouissemens par aucun des moyens en usage en pareil cas, même par l'emploi des sels les plus volatils; lorsqu'ils étoient près de finir, elle devenoit tellement roide, que sans de grands efforts on ne pouvoit imprimer de mouvement à aucune partie de son corps. Ordinairement en cet état, ses yeux étoient ouverts et fixes, et la pupille en étoit très-dilatée; elle conservoit ses couleurs, mais sans qu'elles parussent exaltées par un excès de chaleur.

Cependant ces accidens prirent un autre caractère. Elle commença à parler pendant ses évanouissemens. Elle se croyoit ordinairement transportée dans le ciel, s'entretenoit avec Dieu, les anges, les ames séparées de leurs corps, et ne se servoit que des expressions les plus relevées. Souvent aussi elle peignoit des scènes de ce ciel où elle croyoit être; comme le lever du soleil qu'elle voyoit près d'elle; ou la grandeur et la beauté de la lune; ou bien enfin le bruissement de l'océan, sur lequel elle pensoit flotter, avec le calme le plus serein. Ordinairement elle parloit en vers ïambiques; et souvent quand elle prioit, les spectateurs fondoient en larmes. J'ai beaucoup regretté de n'avoir pas copié ses prières si touchantes. Je crois que ce fut vers la fin de l'année 1811, ou le commencement de 1812, que ces accidens, qui cessoient de temps à autres, et dont la durée étoit ensuite depuis un jusqu'à huit jours , changèrent au point que tout en les éprouvant elle commença à reconnoître les personnes qui l'approchoient, et les objets qui l'entouroient faisoient impression sur elle. Alors, c'étoit des scènes dans lesquelles elle pensoit figurer, que dépendoit la manière dont elle s'entretenoit avec les personnes présentes. Se croyoit-elle sur la terre, elle parloit avec tant de raison et d'esprit des choses d'ici-bas, que souvent les personnes de ma maison la croyoient en parfaite santé. Moi seul, à des circonstances si difficiles à dépeindre, que je ne trouve point d'expression qui le puisse, moi seul, je reconnoissois qu'elle étoit dans son état de maladie. Ordinairement sur tous ses traits étoit répandue une sérénité, qu'elle n'avoit pas toujours. Elle sortoit le plus souvent de cet état par des bâillemens et des frottemens d'yeux, comme quelqu'un qui s'éveille d'un sommeil profond, et elle ne se souvenoit nullement de ce qu'elle avoit vu ou dit dans son état d'exaltation. Souvent en cet état elle a mangé avec nous, avec plus d'appétit qu'à l'ordinaire, et quelquefois aussi elle est venue promener avec moi hors la maison.

Si elle se croyoit dans le ciel, nous étions des anges. Si quelqu'un alors paroissoit auprès d'elle, elle s'étonnoit de ce qu'il fût déjà mort, et s'informoit de ce qui se passoit sur la terre, et des personnes qu'elle y avoit laissées. Ces scènes étoient extrêmement touchantes; plusieurs fois j'en fus tellement ému, que je croyois presque être admis dans le séjour des bienheureux. Dans un semblable état, un jour elle me dit : Sur la terre tu étois président : je crains que tu ne t'ennuies beaucoup ici, car tu ne pourras ni écrire sur la science du droit, ni juger des procès. Pendant ce temps, il étoit absolument impossible de la décider à l'usage régulier des médicamens. Elle ne prenoit que très-irrégulièrement ceux que lui ordonnoit le docteur Köler, qui cependant employoit tous les moyens pour la déterminer à en faire usage.

En juin de l'année 1812, il survint encore un très-grand changement dans son état. Comme dès ce moment, je commençai à prendre note de ce qu'elle éprouvoit, je puis en donner le détail exact.

Depuis le 16 jusqu'au 24 juin, et depuis le 19 jusqu'au 27 juillet, cet état, dans l'espace depuis un quart-d'heure jusqu'à quatre heures, se changeoit avec les circonstances suivantes.

PREMIER ETAT.

Un sommeil, les yeux fermés, pendant lequel elle parloit, soit discourant avec quelqu'un, soit racontant, soit priant. Si elle parloit de choses sérieuses ou tragiques, elle s'exprimoit en vers ïambiques, sans jamais manquer au mètre. Si elle parloit des événemens ordinaires de la vie, elle s'exprimoit en prose. Si elle croyoit s'entretenir avec quelqu'un, elle se taisoit pendant le temps de la réponse supposée. Elle ne prenoit jamais le rôle du répondant; il falloit deviner ces réponses d'après ses propres discours. Elle même ne répondoit à aucune question qui lui étoit adressée; cependant elle étoit sensible à la musique et aux odeurs. Si mon épouse, pour éprouver le pouvoir des sons, touchoit d'un piano, placé dans une chambre voisine de la sienne, elle avoit coutume de dire : O bons anges, vous faites entendre votre musique céleste! que cela est beau! que cela est divin! on n'entend rien de semblable sur la terre! ah, si mes amis étoient tous ici rassemblés! Approchoit-on d'elle une fleur ou des eaux parfumées, elle s'écrioit : Quelle vapeur céleste m'environne! elle annonce la présence d'un bon ange! Lui présentoit-on un médicament, elle disoit avec force : Loin!..... loin, odeur infernale!..... on veut m'empoisonner! Souvent aussi elle décrivoit des scènes qu'elle croyoit voir dans le ciel, comme l'apparition des anges devant Dieu, et alors elle joignoit ses prières aux leurs. Dans les premiers jours de cet état on pouvoit l'en tirer par la musique, dans la suite cela ne fut plus possible. Je crois cet état celui que j'ai déjà décrit; il se peut cependant qu'il s'y trouve quelques modifications.

DEUXIÈME ETAT.

Dans celui-ci, elle paroissoit entièrement éveillée, mais uniquement occupée d'une seule idée fixe. Elle se croyoit sur la terre, mais dans une situation particulière, et qui changeoit souvent. Elle répondoit à toutes les questions, mais seulement dans le sens du délire auquel elle étoit en proie. Je pourrois comparer cet état à celui dans lequel Cervantes nous peint Don Quichotte; lorsque, à l'exception d'une seule idée fixe, il étoit parfaitement raisonnable. En cet état, elle buvoit et mangeoit, et sortoit de sa chambre, mais rarement et jamais seule.

TROISIÈME ÉTAT.

Dans celui-ci elle paroissoit parfaitement éveillée, et jouissant de sa raison; elle avoit cependant une très-grande exaltation dans l'esprit. Elle vivoit entièrement dans ce monde, ne déraisonnoit point, répondoit à tout ce qu'on lui demandoit, et se livroit à ses occupations ordinaires; mais elle montroit des talens qu'elle n'avoit pas dans son état naturel. Elle déclamoit des scènes entières de tragédie, avec toute la perfection d'une comédienne accomplie; elle lisoit des écrits en prose ou en vers avec une onction impossible à décrire. Elle jouoit même et chantoit des passages difficiles, qu'elle n'auroit pas exécutés en parfaite santé. En un mot, elle avoit l'esprit exalté au dernier point. Sa mémoire alors lui rappeloit tout ce qui lui étoit arrivé avant sa maladie, mais non ce qui s'étoit passé dans les intervalles de santé que lui laissoit cette maladie.

QUATRIÈME ÉTAT.

Dans celui-ci, elle se souvenoit de sa vie ordinaire avant et pendant sa maladie, mais non de ce qu'elle avoit éprouvé dans les périodes du premier, deuxième et troisième état. Ainsi chaque état faisoit pour elle une vie à part, car dans chacun d'eux elle se souvenoit de ce qui s'étoit passé dans le semblable, mais sa mémoire ne s'étendoit pas sur les autres. Même dans le premier état, en y retombant, elle continuoit les rêveries qui l'occupoient lorsqu'il avoit cessé.

De l'état deuxième et troisième elle ne passoit jamais au quatrième; mais elle alloit du deuxième au troisième et au premier, ou du troisième au deuxième et au premier, puis au quatrième, de manière que ce quatrième étoit toujours précédé du premier. Souvent on pouvoit l'éveiller du premier état, en la grattant au cervelet ou derrière l'oreille; mais il n'étoit aucun moyen de la faire passer du deuxième ou du troisième au quatrième.

Dans le journal que je tenois de ce qu'elle éprouvoit, j'avois coutume de m'exprimer de la manière suivante :

Extrait de mon journal.

Le 20 juillet 1812, le matin indifféremment les premier, deuxième, troisième et quatrième états, variant dans l'espace depuis un quart d'heure jusqu'à une heure. A midi, elle a mangé avec appétit. Après-midi jusqu'au soir, huit heures, l'état premier; ensuite jusqu'au sommeil, l'état quatrième.

Le 21 juillet jusqu'à neuf heures du matin, tour-à-tour, les états un, deux, trois, quatre; de neuf jusqu'à onze le quatrième. Un émétique. Immédiatement après, le plus fort délire dans l'état premier; la nuit, tout-à-tour, les quatre états.

Le 22 juillet, presque tout le jour l'état deuxième, peu de fois, trois, un et quatre; le dernier, deux fois de la durée d'un quart-d'heure jusqu'à une demi-heure.

Le 23 juillet, j'allai à Brunswick, et je saisis l'occasion de parler de la malade au docteur Schmidt, qui y réside. Il ordonna les sangsues aux cuisses, comme avoit fait le docteur Köler, mais jamais on n'avoit pu résoudre la malade à les supporter; et l'y forcer, dans sa situation, étoit impossible.

Ce médecin savant me confirma dans ma manière de voir sur cette étrange maladie. Aussitôt mon retour, et dans un intervalle de santé, je dis à la malade que le docteur Schmidt étoit du même avis que le docteur Köler, et après bien des prières elle se résolut à souffrir les sangsues. L'effet en fut que les accidens cessèrent, et qu'ils revinrent seulement une couple de fois depuis un quart-d'heure jusqu'à une demi-heure, les 27 et 28 juillet.

D'après l'ordonnance du docteur Köler, la malade reprit les bains de plantes et le petit lait. L'effet de ces moyens fut que pendant tout le cours des derniers mois de 1812, elle se trouva si bien, que rarement, mais particulièrement le soir, et seulement pendant une heure, elle retomba dans les états un et deux; pendant tout ce temps elle n'éprouva ces accidens que six à huit fois.

Elle nous parut donc guérie, et mon épouse et moi nous nous en réjouîmes d'autant plus que nous l'aimions comme notre enfant, et qu'elle méritoit tout le bonheur dont elle sembloit jouir.

Cependant sa disposition à la tristesse sembloit souvent s'augmenter tellement, que sans sujet et même dans les momens les plus heureux, on la voyoit pleurer. Elle eut ordinairement les accidens après de petits chagrins; je crois qu'on peut admettre que chaque colère les lui auroit donnés.

Le soir du 4 janvier 1813 (c'étoit un lundi), à dix heures elle éprouva une contrariété assez forte. Les suites en furent que vers les dix heures et demie étant entièrement habillée et à table avec nous, elle tomba tout-à-coup dans l'état n°. 2, et ses discours tenoient du délire. On la déshabilla, on la mit au lit, et l'on espéroit la voir debout le lendemain matin à l'heure accoutumée; loin que cela arrivât le lendemain (mardi 5 janvier), à huit heures elle se trouva dans l'état d'évanouissement, ci-dessus décrit, dans lequel elle sembloit en bonne santé, et profondément endormie, sans pouvoir être réveillée. Vers midi elle se leva, mangea avec nous, et, en sortant de table, retomba dans son évanouissement. L'après-midi ces évanouissemens, le délire et l'état naturel varièreut tour-à-tour.

Le soir elle mangea aussi avec nous, mais s'évanouit encore après le repas. On ne la mit au lit qu'avec peine, et dans un sommeil pareil à celui de l'ivresse. Le 6 janvier (mercredi), se passa de la même manière. Son médecin, le docteur Köler, la vit à la vérité, mais comme il étoit impossible de la secourir, il eut la prudence de ne pas lui laisser apercevoir qu'il étoit instruit de sa rechute. Ce même jour elle fut mise au lit dans un état de sommeil semblable à celui de la veille.

Nous croyions tous fermement que le lendemain matin (jeudi 7 janvier), elle se leveroit parfaitement guérie, car dans les derniers temps les attaques de son mal n'avoient pas coutume de durer plus de trois jours; mais nous nous vîmes dans l'erreur; ce jour elle fut hors d'état de se lever. La matinée se passa entre le délire et les évanouissemens, avec quelques intervalles de santé. A midi elle dîna avec nous, mais à la fin du repas, elle retomba dans un nouvel évanouissement. L'après-midi se passa encore entre des foiblesses et des momens de santé. Le soir on invita une de ses amies à venir la distraire: en la présence de cette demoiselle elle tomba encore plusieurs fois en défaillance; ce qui nous affligeoit d'autant plus, qu'il nous sembloit alors, comme elle l'avouoit aussi elle-même, qu'elle avoit un certain pouvoir sur son corps, pour éviter ces évanouissemens.

Elle étoit dans un semblable état, lorsque tout-à-coup, à sept heures, elle commença à parler; ma femme croit que ce fut par suite de la question, quand elle seroit guérie, qui échappa à l'une des personnes présentes, soit à ma femme, soit à sa jeune amie, soit à moi-même. Elle étoit alors couchée sur le sofa, les yeux fermés, déclamant avec une sorte de pathos; et j'observerai ici que dans la suite et dans le même état, elle conserva toujours le même ton. Elle dit:

« Il vient tout-à-coup de m'être découvert de « quelle manière je puis être entièrement guérie de « ma maladie. Cependant je ne puis encore avec cer-« titude indiquer les moyens.... Il faut attendre jus-« qu'à demain..... Je puis pourtant vous dire en ce « moment ce qui suit: Je dormirai demain jusqu'à « neuf heures. A mon réveil je pourrai dire si à midi « je me porterai bien ou non; et dans le cas où je ne « serois pas guérie à midi, si je le serai lundi ou mer-

« credi prochain (1). Si je ne suis pas guérie demain à
« midi, il faut me traiter de la manière suivante.
« Immédiatement après-midi il faut me mettre ou
« huit sangsues aux joues, quatre de chaque côté,
« ou huit à chaque cuisse. Je paroîtrai si mal alors,
« que l'on me croira près de mourir. On voudra me
« donner du musc, mais au nom de Dieu qu'on ne
« le fasse pas, (elle répéta cela dix fois d'un ton très-
« affecté), ce seroit ma mort. Il faudra me donner
« trois tasses de fort thé de camomille, dans l'état
« dans lequel je me trouverai après l'effet des sang-
« sues. Si ces sangsues ne font rien, il faut, vingt-qua-
« tre heures après, me mettre un sinapisme sous la
« plante des pieds, et le laisser jusqu'à ce que
« je crie. Demain l'après-midi, samedi et dimanche
« je serai furieuse; je crierai, je battrai, je mor-
« drai; il faudra que quatre personnes restent près
« de moi, et ne fassent point de bruit. Demain matin,
« avant qu'on mette les sangsues, lorsque je serai
« comme morte, il faut que quatre personnes me
« portent en haut, dans la chambre jaune, parce que
« j'y serai plus tranquille qu'en bas. En me trans-
« portant cependant il faudra me couvrir de ma
« douillette et d'un manteau, car les crampes et la
« chaleur du lit m'auront mise en sueur, et je mour-
« rois si je me refroidissois.... Il est cependant pos-
« sible que je n'aie pas besoin de sangsues. Je décou-
« vrirai cela demain matin, mais ce soir il faut en-

____

(1) Il faut observer que déjà ici il est question de ce mercredi si remarquable, le 15 janvier.

« voyer chez madame Webern (1), afin qu'elle
« soit demain ici à midi, si cela est nécessaire. De-
« main à huit heures précises, il faudra m'apporter
« du café, et je pourrai dire si je me lèverai à neuf
« heures, ou bien à midi, ou enfin si j'aurai besoin
« des sangsues ».

D'abord en entendant ce discours, souvent inter-
rompu, nous pensâmes qu'elle déliroit comme de
coutume; cependant comme elle le répéta quatre
ou cinq fois, nous nous témoignâmes réciproque-
ment notre surprise de ce qu'elle paroissoit d'elle-
même résolue à souffrir des sangsues, dont elle avoit
toujours témoigné avoir la plus grande horreur.

Enfin comme elle répéta ces mêmes phrases encore une fois, je me rappelai du magnétisme, et de
l'instinct des malades, dont le docteur Schmidt
m'avoit entretenu à Brunswick. Je pris donc une
feuille de papier, et j'écrivis au crayon ce qu'il faudroit faire le lendemain, (*vendredi*), dans le cas où
il seroit nécessaire de lui poser des sangsues.

On lui demanda, « si elle savoit quand elle sorti-
« roit de l'état où elle se trouvoit dans ce moment »;
elle répondit : « A huit heures trois quarts.... Je
« me mettrai à table, je mangerai comme à l'ordi-
« naire, mais pendant le repas je tomberai dans un
« nouvel évanouissement; alors il faudra me frotter
« le front avec de l'eau de Cologne, et je reviendrai
« bientôt à moi. Il ne faut pas vous inquiéter ».

Entre autres questions, je lui fis encore celle-ci :

____

(1) Une sage-femme qui a coutume de mettre les sangsues,
et qui avoit été déjà prête à en poser à la malade.

Moi. Comment se fait-il que vous demandiez vous-même aujourd'hui des sangsues, tandis qu'elles vous ont toujours inspiré tant d'horreur?

Elle. Une voix intérieure me dit dans le sein que cela est nécessaire, si demain à midi je ne suis pas guérie.

Moi. Je suis persuadé que demain, lorsque madame Webern sera ici, vous ne vous laisserez pas poser les sangsues.

Elle. Je resterai parfaitement tranquille, croyez-moi. Ah! que je suis contente, je recouvrerai entiè-rement ma santé! Cette nuit je retomberai encore dans ce sommeil bienfaisant. Combien il est doux!.... Il me guérit!.... Dieu me guérit!.... Je l'ai prié.... à genoux dans mon lit....Il m'en a fait la promesse.... Tu recouvreras la santé, a-t-il dit.... Ce sommeil! combien il est doux! combien il est doux! combien il est doux!....Je le souhaite à tous les humains!.... N'oubliez pas d'être demain auprès de mon lit, de me donner du café à huit heures précises; à neuf heures je vous dirai le reste.... Peut-être me lève-rai-je.... car le sommeil m'a soulagée.... Quel som-meil!.... Ce n'en est point un ordinaire, mais un sommeil particulier. Pendant sa durée, une voix inté-rieure me parle dans le sein.... Là dans le sein!.... Elle me dit tout.

Il étoit huit heures trois quarts.... Elle se frotta les yeux, bâilla et s'éveilla. Comme nous avions l'ha-bitude de ne pas lui parler de ce qu'elle avoit dit pendant son délire, nous fîmes encore de même, nous lui dîmes seulement qu'elle avoit dormi d'un sommeil bien doux. Elle parut très-gaie, se crut entièrement guérie, et nous répondit: Démain matin je serai encore mieux, et je vous servirai le café. Oui, je me sens beaucoup mieux.

Elle soupa avec nous, paroissant en parfaite santé; à l'instant où neuf heures sonnèrent elle tomba évanouie. Mon épouse lui frotta le front avec de l'eau de Cologne, et après environ dix minutes elle reprit ses sens.

A dix heures je me retirai dans ma chambre, après lui avoir souhaité une bonne nuit.

Les sangsues furent préparées pour le lendemain matin.

Il étoit environ dix heures un quart, lorsque mon épouse me fit dire de descendre, que Julie vouloit me parler. Je descendis, je la trouvai assise à table, auprès de mon épouse; ses yeux étoient ouverts, son regard étoit fixe. Lorsque j'entrai, elle me dit: « Au nom de Dieu que rien ne soit oublié demain matin. Je t'en prie, je t'en supplie ». (Jamais elle ne m'avoit tutoyé). « N'oublie rien, il y va de ma vie!.... Dieu veut me guérir.... Les sangsues sont préparées.... Mais madame Webern ne viendra qu'à midi.... A dix heures elle va à l'église..... Que quatre personnes me portent dans la chambre jaune; toi et H. (un valet) vous me prendrez par la tête, Louise et Caroline par les pieds.... Que je ne me refroidisse pas.... ce seroit ma mort.... Peut-être tout cela ne sera-t-il pas nécessaire.... Je vous le dirai demain matin à neuf heures, si alors je ne suis pas levée. N'oublie rien. Si les sangsues ne sont pas nécessaires, depuis neuf heures jusqu'à onze je serai violemment tourmentée par une agitation, des crampes et des convulsions les plus fortes. Le moment le plus dangereux sera entre onze heures et onze heures et demie ; à midi tout aura cessé.... Alors je me lèverai. Il faudra que depuis midi jusqu'à une heure, je sois hors du lit ; qu'à une heure j'aille me promener.... A huit heures du matin il me faut du café.

Moi. Dois-je écrire ce que vous me dites ?

Elle. Tu l'as déjà écrit.

Moi. Où est-ce que j'ai écrit ?

Elle. Dans le secrétaire de ton épouse, dans la chambre voisine.

Moi. Combien cela tient-il de lignes ?

Elle. Deux alinea ; le premier de seize lignes et demie ; le second de quinze lignes et demie.

J'allai chercher le papier, je comptai les lignes, et m'apercevant qu'elle avoit dit la vérité, je fus saisi d'un frisson, comme si j'avois aperçu un spectre. Il me sembloit être transporté dans un autre monde. Je me ressouvins alors parfaitement du peu que m'avoit dit anciennement du magnétisme, mon ami le docteur Cappel à Gottingue. Je demandai donc à la malade :

D'où savez-vous tout cela ?

Elle. Une voix intérieure me le dit là. (Elle indiquoit son estomac).

Moi. Faut-il que je fasse appeler le docteur Köler ?

Elle. Non. Il est maintenant dix heures et demie. Il va bientôt se mettre au lit. Il ne viendroit peut-être pas avec plaisir. N'en parlons plus.

Nous dîmes encore plusieurs choses dont je ne me rappelle point, mais dont la plus grande partie étoit une répétition de ce que je viens de rapporter.

Il me semble qu'il étoit à-peu-près onze heures, lorsqu'elle ajouta : « Il faut que j'aille me coucher maintenant. Dieu me guérit par ce sommeil bienfaisant, j'en dormirai jusqu'à demain matin. Ma maladie a commencé par des cris et des convulsions, elle doit finir de même. Aucun médecin ne pourroit me secourir; Dieu seul, qui m'envoie cela de lui-même, parce que je l'en ai prié à genoux dans mon lit, Dieu seul peut me donner du secours, et il m'en a promis. Ce secours il me l'accorde par ce sommeil bienfaisant et réparateur, dans lequel je suis aussi heureuse que si j'étois dans le ciel. Mais demain n'oubliez rien, je vous en prie, je vous en supplie. Qu'à huit heures précises j'aie mon café dans mon lit, avec quatre cuillerées à thé de lait ». Elle fut portée en cet état dans son lit, elle étoit un peu roide, ses yeux étoient ouverts, fixes, et la pupille en étoit extraordinairement épanouie. Je doute fort qu'elle eût l'usage de la vue, cependant elle évitoit avec soin ce qui se trouvoit devant elle.

Vendredi 8 janvier.

Je regrette, qu'occupé par des affaires, je n'aie pu écrire moi-même ce qui s'est passé dans ce jour.

Mon épouse est douée d'une excellente mémoire, voilà ce qu'elle écrivit le dimanche 10 (1). Comme, jusqu'à ce moment, j'ai très-souvent été auprès de la malade, je puis attester l'exacte vérité de la plus grande partie de ses observations.

----

(1) J'indique toujours le moment où les observations sont écrites, afin de fixer l'exacte ponctualité de ces observations.

Lorsque, le vendredi matin, je lui portai le café dans son lit, elle dit en dormant : « Je me leverai peut-être à neuf heures ; je ne puis pas encore te l'assurer : si je ne me lève pas, il faut que je reste au lit jusqu'à midi ; et si alors je ne suis point encore mieux, ne me donne point de linge blanc, point du tout. Si je ne puis pas me lever à neuf heures, j'aurai, depuis ces neuf heures jusqu'à onze, des crampes et des convulsions effrayantes ; mais depuis onze heures jusqu'à onze heures et demie, je serai comme une furieuse, je battrai autour de moi, je mordrai, j'égratignerai. A onze heures et demie, il faudra me donner un verre de vin rouge avec du sucre, mais pas avant onze heures et demie précises..... Alors il faudra que le président et madame Helmk soient présens. »

A neuf heures elle s'éveilla, et voulut se lever ; mais, deux minutes après, elle retomba dans le sommeil, et dit : « Je vais passer trois heures terribles ; au nom de Dieu, ayez soin de moi ; je vais souffrir horriblement, et je pourrois très-facilement me blesser. Ces crampes sont les dernières que j'éprouverai de ma vie, si l'on observe exactement ce que j'ai prescrit. Ma maladie doit finir précisément comme elle a commencé ; ma tête sera entièrement changée ;..... elle sera comme retournée ;.... mes caprices, dont vous avez souffert trop souvent, ne reparoîtront plus ; je deviendrai toute autre, et je jouirai gaîment de la vie..... Ma maladie finit.... A midi précise je me leverai ; il étoit inutile de chauffer la pièce d'en-haut. Je n'ai pas besoin de sangsues, elles sont superflues ; la voix intérieure me le dit. »

'Alors elle fut attaquée d'anxiétés. Elle demanda madame Helmke. Celle-ci avoit été déjà près d'elle un moment, mais s'étoit retirée, (ce dont la malade n'avoit point entendu parlé), pour aller dans une chambre éloignée prendre une prise d'une poudre calmante. A son retour, la malade lui dit : « Tu as pris une poudre « que le docteur Schmidt t'a envoyée. » Cela étoit exactement vrai. Nous lui fîmes plusieurs autres questions; elle y répondit avec la plus grande exactitude. Rien absolument de ce qui se passoit dans la maison n'étoit un secret pour elle. Non-seulement elle savoit quel étranger étoit présent, mais aussi jusqu'au déplacement des meubles. Dans les dernières minutes avant onze heures, elle désira qu'on appelât mon époux.

———

Comme, depuis ce moment, je fus témoin oculaire, je puis continuer ce récit. A l'instant précis où l'aiguille de ma montre marqua onze heures, elle tomba dans des convulsions terribles. Je frémis encore en pensant à son état. Elle crioit, elle mordoit et battoit, et il étoit très-difficile de se garantir et de la garantir aussi. Un moment elle se saisit de mon pouce si fortement, que je doutai si elle le casseroit ou si j'en serois quitte pour le voir démis. Souvent elle retomboit sur son lit comme épuisée de forces, et alors elle indiquoit le temps pendant lequel elle souffriroit encore. Précisément deux minutes avant onze heures et demie, elle s'écria avec force : « Dieu soit loué, je « n'ai plus que cent vingt secondes à souffrir ! » J'observe que, jusqu'alors, je ne l'avois point entendu compter par secondes dans ses intervalles de santé. Lorsque la seconde minute fut écoulée, elle redevint parfaitement tranquille, et prit au même instant le vin qu'elle avoit demandé. « Maintenant « tout est passé; à midi je me leverai, à une heure « j'irai me promener. »

Elle se leva effectivement à midi, parut en parfaite santé, et à une heure elle vint se promener avec moi jusqu'à deux heures, et au grand air. Elle dîna de bon appétit avec du riz au lait sans sucre et sans cannelle, comme elle l'avoit ordonné dans son sommeil magnétique; car il faut bien maintenant nommer ainsi son état extraordinaire.

Suite du récit de mon épouse.

Après dîner, elle retomba dans le sommeil magnétique. Nous lui demandâmes, comment cela arrivoit, puisqu'elle avoit dit qu'elle seroit entièrement guérie.

ELLE. J'ai dit seulement que je ne serois plus attaquée de ces crampes violentes; cela est bien certain, je n'en aurai plus, j'en suis guérie pour la vie; mais ma maladie ne sera entièrement terminée que mercredi au soir; et alors même, pendant plusieurs jours que je vous indiquerai, j'aurai encore des évanouissemens et de petites foiblesses; vous ne vous apercevrez pas de ces dernières. Je tomberai dans ce sommeil tous les jours, jusqu'à mercredi, pour être entièrement guérie; car il est très-salutaire, et utile aussi pour pouvoir vous dire ce qui m'est nécessaire. C'est un sommeil MAGNÉTIQUE (1); il étoit indispen-

______

(1) Depuis que (le samedi ou peut-être le vendredi) j'avois

sable pour me guérir. Mon cerveau a tellement souffert, il y a deux ans, par la violence de mes crampes; mes nerfs sont tellement irrités, que les plus petits chagrins m'étoient préjudiciables; ils influoient aussi sur mon humeur et sur tout mon être. Tout cela changera; vous me reconnoîtrez à peine;..... je ne serai plus du tout opiniâtre. Ce sommeil bienfaisant guérit tout; je ne retomberai plus, plus jamais dans mes accidens; mais il faut que je suive exactement ce que je me conseille. Ce soir je souperai avec du riz au lait, à neuf heures précises. A dix heures moins un quart, il faut que je prenne une tasse de très-fort thé de camomille. A dix heures, il faut que je me couche...... Demain je me leverai à sept heures et demie; je ferai le café à huit heures. A huit heures et demie, il faut que je prenne une tasse de café très-fort, avec quatre cuillerées à thé pleines de lait, et que je mange une beurrée de pain de ménage; ensuite je dormirai depuis dix heures jusqu'à midi;... ne vous affligez pas;.... vous pourrez me questionner alors;.... vous le devez même, cela m'est utile.

---

assuré que cet état étoit évidemment *magnétique*, la malade se servoit de cette expression, comme si elle avoit su qu'il convenoit parfaitement à son état; mais si j'avois nommé son sommeil autrement, *électrique*, par exemple, je suis persuadé qu'elle lui auroit conservé ce nom. Avant d'employer le mot *magnétique*, elle désignoit son état par *sommeil délicieux*, dont une heure et demie équivaut à quatre heures d'un sommeil ordinaire.

Samedi 9 janvier.

Les premières des observations suivantes sont de mon épouse; car je ne me rendis près de la malade qu'à neuf heures. J'y fus décidé, parce que je ne doutois nullement de la trouver en bonne santé, puisqu'elle avoit indiqué l'instant de son sommeil, depuis dix heures jusqu'à midi.

Mon épouse écrivit donc ce qui suit.

« La malade s'est levée aujourd'hui à sept heures et demie, comme elle l'avoit dit, et a fait elle-même le café. Elle étoit plus foible qu'à l'ordinaire. Il n'étoit pas encore tout-à-fait huit heures et demie, lorsque je la priai instamment de boire son café, comme elle se l'étoit ordonné, et de manger sa beurrée. Elle but peu après huit heures et demie; mais elle ne voulut absolument pas manger. Deux minutes étoient à peine écoulées, qu'elle devint foible, et cinq minutes avant neuf heures, elle tomba dans le sommeil magnétique. »

Lorsqu'à neuf heures, je vins moi-même près d'elle, bien persuadé de la trouver éveillée, à mon grand étonnement je la vis endormie. Je demandai aussitôt : « Comment se fait-il que je vous trouve ainsi ? Je pensois que ce matin vous seriez bien, et ne vous endormiriez que depuis dix heures jusqu'à midi. »

ELLE. Cela vient de ce que j'ai pris mon café trois minutes trop tard, et que je n'ai point mangé de beurrée. J'en suis seule cause; ton épouse m'en a assez pressée (1). La suite en est que je suis tombée dans ce sommeil à neuf heures cinq minutes, au lieu de dix heures. Il faut que, par ce sommeil et d'autres moyens, je répare la faute faite. Ce sommeil bienfaisant durera jusqu'à dix heures;..... alors je tomberai dans un évanouissement qui durera jusqu'à onze heures. Lorsqu'il commencera, il faudra me laver le front, les tempes et les veines du bras avec de l'eau de Cologne : pendant sa durée, il faudra me donner un demi-verre de vin de Malaga. Choisissez celui qui vient de chez Holzmann; car, dans celui de ***, il y a de l'eau-de-vie, et il me seroit nuisible.... Depuis onze heures jusqu'à midi, je retomberai dans ce sommeil délicieux. A midi précise, il faut me donner deux beurrées de pain de ménage, et me faire boire un quart de verre de vin de Malaga. A dîner, il faut que je boive un verre plein de moitié vin rouge et moitié eau, avec une demi-cuillerée de sucre..... *Il faut que j'en boive autant tous les jours à dîner.* (Comme je n'entendis pas ces derniers mots, je ne les écrivis pas; je les ajoute ici d'après les assurances positives de mon épouse; et l'on verra bientôt quelles suites eut ce défaut d'attention de ma part). Demain je mangerai du riz au lait pour la dernière fois..... Aujourd'hui, à dix heures moins un quart, il faut que je boive une forte tasse de thé de camomille.

---

(1) Je dois observer ici de nouveau qu'elle tutoyoit tout le monde dans son sommeil magnétique, mais dans les assoupissemens magnétiques dont je parlerai, elle nommoit chaque personne comme elle avoit coutume de faire, étant éveillée.

Le docteur Köler, son médecin ordinaire, que j'avois moi-même instruit ponctuellement de son état, et qui le trouvoit fort extraordinaire, le docteur Köler étoit venu le soir, et fut témoin que dans ses réponses, exactes et précises à tout ce qu'on lui demandoit, sur vingt fois à peine se trompoit-elle une ou deux. Il lui demanda entre autres choses, si la veille elle avoit eu le ventre libre; sur sa réponse négative, il l'engagea à prendre le lendemain de l'eau de Sedlitz, et elle parut y consentir. En se retirant il promit à la malade de revenir la voir; elle lui répondit : Vous me ferez plaisir. Aussitôt qu'il fut sorti elle ajouta : Je ne prendrai point d'eau de Sedlitz, car elle seroit inutile; le mal auquel elle remédieroit sera guéri sans son secours; et comme demain j'aurai un dévoiement, elle seroit dangereuse. Je pense qu'on pourroit dire au docteur que j'ai pris son eau de Sedlitz ; autrement il se fâcheroit de ne jamais me voir faire ce qu'il ordonne.

Pour avoir encore un témoin discret de son état, j'écrivis dans la chambre où elle étoit et avec un crayon, deux mots à mon ami Blumenbach, Substitut du Procureur général, et je le priai de venir le plutôt possible, attendu qu'à dix heures il falloit que nous allassions tous deux à l'audience.

A dix heures moins vingt minutes, ne le voyant pas venir, j'éprouvai une inquiétude interne qu'il ne vînt trop tard ; Julie ne pouvoit rien savoir de mon billet que j'avois donné à un domestique, dans l'antichambre, que j'avois écrit sans prononcer un mot, et sur lequel je n'avois point mis d'adresse , cependant elle me dit, en déclamant avec un peu de

pathos : « Ne te tourmente point ! Blumenbach s'ha
bille en ce moment, dans cinq minutes il sera ici
Peu de temps après elle ajouta : « Il sort en ce mo
ment de chez lui ». En effet il entra à neuf heur
trois quarts. Après qu'il eut entendu avec étonne
ment ses réponses, il lui demanda quelle heure
étoit à la pendule; elle répondit : « Cinquante-cin
minutes et demie ». Nous montâmes, car cette pen
dule étoit dans une chambre au-dessus, elle mar
quoit cinquante-six minutes. Lorsque dix heures son
nèrent, elle s'évanouit; on lui lava le front avec d
l'eau de Cologne, et quand elle remua les lèvres
comme si elle vouloit prendre quelque chose, on lu
donna du Malaga.

Quelques minutes après dix heures, je fus con
traint de m'éloigner avec M. Blumenbach ; nou
la laissâmes évanouie.

CONTINUATION

(Mise au net le lundi, d'après des notes faites avec exactitude.

A dîner la malade fut traitée comme elle l'avoi
prescrit; à trois heures elle s'endormit.

Moi. Quelle heure est-il ?

Elle. Trois heures deux minutes et demie (1).

Moi. Jusqu'à quand dormirez-vous ?

----

(1) J'observe de nouveau que ses indications de temps
étoient précises, et d'après une très-bonne pendule placée au
premier étage.

Elle. Jusqu'à quatre heures un quart à la pendule.

Moi. Votre dîner étoit-il bon ?

Elle. Oui, très-bon ; mais il n'auroit pas fallu que je dinasse une minute plus tard.

Moi. A quelle heure faut-il que vous soupiez ce soir ?

Elle. A neuf heures un quart ; et à dix heures moins un quart, il faut me donner une très-forte tasse de thé de camomille.

Moi. Quand faut-il que vous vous couchiez ?

Elle. A dix heures et un quart précis.

Moi. Jusqu'à quand dormirez-vous ?

Elle. Jusqu'à huit heures et demie. Alors je passerai du sommeil ordinaire dans le sommeil délicieux. A huit heures et demie précises, il faut me donner une tasse de café, avec quatre cuillerées à thé, pleines de lait, et une beurrée entière.... Je refuserai de la manger, mais il faudra m'y contraindre.... Cela est nécessaire pour ma guérison.... Depuis huit heures et demie jusqu'à neuf heures trois-quarts, vous pourrez me questionner.... Ce sommeil me fortifiera tellement, *que mercredi prochain, depuis dix heures jusqu'à midi, j'en dormirai pour la dernière fois de ma vie ;* mais je retomberai plusieurs fois encore dans un demi sommeil.... Ne vous inquiétez, ni ne vous tourmentez pas.... Mercredi soir, depuis sept heures jusqu'à onze heures huit minutes, il faut me procurer une forte distraction ; elle me guérira tout-à-fait ; il n'est pas indispensable qu'elle ne dure que jusqu'à

onze heures huit minutes; elle peut, sans inconvénient, durer davantage. Il faut que mercredi (1), je
dîne à deux heures un quart. Pendant le repas, il
faut que je boive un demi verre de vin rouge mêlé
avec un demi-verre d'eau et une demi-cuillerée de
sucre.... Dans le sommeil qui suivra le repas, il faudra
me donner une tasse de café.... Si rien n'est oublié, ce
sera mon dernier médicament.... et je serai parfaitement guérie.... Ah! quelle santé! quelle santé! que je
serai contente et heureuse! Toute maladie cesse mercredi, si rien n'est oublié (2). Ah! je vous en prie, je
vous en supplie, n'oubliez rien mercredi! il y va de
ma vie! particulièrement n'oubliez pas la forte distraction.

Moi. Quelle sorte de distraction? un concert? On
dit qu'il y en a un le mercredi.

Elle. Oui.... Cependant quelqu'autre chose seroit
mieux.... Peut-être cela se trouvera-t-il.... Dans le cas
contraire, le concert suffira.... Mais il finit trop tôt,

---

(1) On verra plus tard comment, enfin, d'après différens
ordres de la malade pour ce mercredi (jour où tout devoit se
décider), il fut fait un bulletin de conduite, auquel de temps
à autre, d'après sa volonté, il étoit fait de petits changemens.
Quelquefois je lui disois sur ces changemens, et à demi plaisantant : Quelle chicane! Elle s'excusoit sur la nécessité de
rectifier les petites erreurs qu'elle avoit commises.

(2) En faisant cette prophétie, qu'elle a répétée souvent devant moi et le D' Marcard, ce médecin et moi nous avons remarqué qu'une sérénité extraordinaire se répandoit sur tous
ses traits.

et il faut que je sois distraite jusqu'à onze heures huit minutes ; alors mes souffrances commenceront, ce seront les dernières souffrances, si rien n'est négligé.... Voilà ce dont je vous supplie.

(Je portai son doigt à mon oreille). Qu'est cela ?

Elle. L'oreille gauche du président.

Moi. Est-elle en état de santé ?

Elle. Non, elle est attaquée d'une petite maladie. (J'entends un peu moins de celle-là que de la droite ; je ne puis sur-tout distinguer le mouvement d'une montre que jusqu'à quatre ou cinq pouces de distance).

Moi. Quelle est sa maladie?

Elle. Il ne s'y forme plus de cire.

Moi. Que dois-je faire pour me guérir?

Elle. Il faut, le 2 avril prochain, prendre de la neige ou de l'eau de la pluie qui tomberont ce jour-là, verser une seule fois de cette eau dans ton oreille, te mettre ensuite sur le côté opposé, afin qu'elle y reste quelque temps. Ton oreille en sera rafraîchie, et il s'y formera peu à peu de la cire. Tu ne seras entièrement guérie que dans deux ans. Suis mon conseil, tu t'en trouveras bien.

Je posai sa main sur mon épouse. — Quelle est cette personne ?

Elle. Ton épouse.

Moi. Se porte-t-elle bien ?

Elle. Non, elle est malade.

Moi. Que faut-il faire pour la guérir?

Elle. Il faut que l'été prochain elle aille à Pyrmont, qu'elle y prenne des bains, mais au nom de Dieu non pas les bains d'eau férugineuse. Il faut que par des plantes cette eau perde une partie de sa dureté, et soit rendue plus douce.

Moi. Quelles plantes faut-il employer?

Elle. De la camomille, et d'autres plantes que je ne puis nommer; elles croissent sur les lieux.

Moi. Combien doit-elle prendre de bains?

Elle. Vingt-quatre.

Moi. En sera-t-elle parfaitement guérie?

Elle. Elle ne le sera jamais entièrement, mais ces bains la soulageront tellement, qu'elle jouira gaiement de la vie. Elle souffre du bas-ventre; elle y a des engorgemens.

Moi. Quels autres médicamens doit-elle prendre?

Elle. De la camomille, de la quassia et de la valérienne (plantes dont mon épouse faisoit usage d'après les ordonnances du médecin Köler.)

Moi. Avez-vous aussi besoin de bains?

Elle. Si l'on ne néglige rien mercredi, je n'aurai plus besoin d'aucune chose. Mon sommeil bienfaisant me guérira seul; il est supérieur à tout; c'est Dieu qui me l'a donné..... Cependant après ma guérison, il faudra que j'aille me promener tous les jours.

Moi. Des secours qu'on vous a donnés, lequel vous a servi?

Elle. Seulement le castoreum. L'émétique m'étoit très-contraire. Il m'a fait vomir vingt-deux fois; c'étoit trop, et mon système nerveux en a beaucoup souffert.... mais le castorçum m'étoit très bon.

Moi. Et aussi les fleurs de zinc?

Elle. Je ne les connois pas. (Elle les avoit reçues du docteur Köler.) Si l'on m'avoit saignée, je serois morte; cependant je crois que cela auroit été très-bon dans ma dernière maladie.... Le musc aussi m'auroit tuée. (Je ne me souviens pas si dans cette dernière maladie il fut question de musc et de saignée.) Je devrois me coucher tous les soirs avant minuit, ne point manger de choux, peu de pommes de terre; il faut aussi que je boive beaucoup d'eau, et point de vin ni de café.

Moi. Mais du thé?

Elle. Il n'est ni utile ni nuisible. Demain, dimanche, il faut que j'aille à l'assemblée, cela me fera du bien.

Moi. Voyez-vous tout ce qui se passe ici dans la maison?

Elle. Tout.... ou à-peu-près.

Je fis alors une foule d'épreuves. Généralement elle rencontroit juste, cependant quelquefois elle se trompoit, particulièrement sur les couleurs. Sur l'heure elle étoit toujours exacte à la minute, et lorsqu'on ne lui présentoit point de montre, elle se régloit sur la pendule de la maison. Les interrogatoires sur ce point paroissoient lui plaire; lorsqu'on lui en faisoit, elle indiquoit ce que marquoient toutes les montres de la maison, et elle indiquoit la différence qui se trouvoit entre elles et la pendule; elle parloit aussi des horloges de la ville, et comparoit celles du château, de la prison et de l'église ; on n'entendoit point du tout la première chez moi. Elle paroissoit presque tirer vanité de cette connoissance , comme aussi quelquefois elle sembloit en tirer de ses observations.

Elle continua sans être interrogée. —Demain, dimanche, il faudra que j'aille me promener.... environ trois - quarts d'heure..... à compter de midi..... peu importe le lieu..... Demain je mangerai pour la dernière fois du riz au lait. ... *Mercredi* à dix heures dix minutes, lorsque je tomberai dans le sommeil ou évanouissement confortatif, il faudra me laver à l'ordinaire le front et les tempes avec de l'eau de Cologne. Depuis onze heures jusqu'à midi on pourra m'interroger.... il le faut même.... *Mercredi* à 10 heures dix minutes il faudra me donner aussi un demi verre de Malaga. Que l'on observe bien tout, que l'on l'écrive, car la voix intérieure ne me dit pas tout-à-la-fois, et l'on pourroit se tromper... D'ici à mercredi je dormirai tous les jours deux fois , afin que je puisse guérir par ce sommeil, et que je puisse indiquer ce qu'il faut observer, et faire les changemens nécessaires, si tout n'est pas bien réglé...; car dans ce cas il faudroit réparer la faute par un nouveau moyen; et si quelque chose manquoit mercredi, je n'en aurois plus le temps; ce seroit alors très-malheureux.

MOI. On ne négligera rien. Mais si cela arrivoit?

ELLE. Je le répète, ce seroit un très-grand malheur pour moi.

(Je ne puis me rappeler avec certitude, si ce fut dans ce moment qu'elle assura qu'en cas d'oubli, depuis deux heures du matin de jeudi, elle deviendroit folle, et resteroit trois semaines ainsi , si elle n'en mouroit pas, comme cela étoit vraisemblable.)

Moi. D'où savez-vous tout cela?

Elle. Je l'entends ici, dans mon sein (1).

Moi. Voyez-vous? (elle avoit les yeux ouverts et fixes.)

Elle. Je ne vois avec les yeux que des nuages blancs, mais le sein voit et entend.

Moi. Jusqu'où voyez-vous ce qui se passe ?

Elle. Passablement loin…. mais non pas également sur tous les objets…. Çà et là il y a du silence et de l'obscurité. Le président *Rumann* fait en ce moment la lecture à son épouse en prenant du café…. M. Blumenbach est sur un sofa et lit. (Le premier se trouva vrai, mais le second ne l'étoit pas exactement).

Moi. Savez-vous précisément ce qu'on éprouve à l'instant de la mort?

Elle. Très-exactement…. On ne sent rien, mais peu d'instans avant la mort, un sentiment intérieur vous avertit, et on se dit : Maintenant je dois quitter la terre…. C'est un moment bien difficile….Lorsqu'on est mort, l'ame se trouve très-bien…. elle s'élance dans l'éternité.

Moi. Que trouve-t-elle alors dans l'éternité?

____

(1) La malade disoit toujours qu'elle entendoit dans le sein, indiquant du doigt son estomac, même lorsqu'il étoit question de voir.

ELLE. Il faut qu'elle y rende compte. ... oui. .:...
là il faut rendre compte.

MOI. Ainsi l'immortalité de l'ame est certaine ?

ELLE. Oui, je le sais, elle est absolument certaine.

Ici mon épouse la questionna sur la santé de différentes personnes. De celles qui étoient à *Celle*, elle
dit que les unes guériroient et que les autres ne guériroient pas. A la fin elle ajouta ce qui suit : Le temps
est précieux, et s'écoule rapidement. Dans l'espace
trop court que je dormirai de ce sommeil délicieux,
il ne m'est pas possible de fixer mon attention sur
tout, sans cela, je pourrois découvrir beaucoup de
choses. ... Le temps est précieux.... il faut le mettre
à profit, et me questionner sur tout ce qui est nécessaire à ma guérison, et sur ce qui peut vous être
utile à vous-mêmes... vous le devez.... Comme ce
temps fugitif s'écoule rapidement ! — Elle s'éveilla
à l'heure précise qu'elle avoit indiquée.

Ce qu'elle avoit prescrit pour cette soirée fut exactement observé.

Dimanche, 10 janvier.

(Mis au net le 13, d'après des annotations.)

À huit heures et demie précises, lorsqu'elle passa du
sommeil ordinaire dans le sommeil magnétique, elle
fut traitée comme elle l'avoit ordonné. Mon épouse
l'interrogea sur la santé de notre enfant le plus jeune ;
elle parut n'en rien savoir, ou ne vouloir en rien dire.

Elle répéta ses observations sur la conduite à tenir
le mercredi, et se fit lire plusieurs fois la note qu'on

en avoit faite. Lorsque je me leverai *mercredi*, dit-elle, je paroîtrai devoir tomber dans un sommeil profond, ne vous allarmez pas. L'évanouissement commencera à dix heures, il faudra me laver avec de l'eau de Cologne, et ensuite me donner le demi-verre de Malaga, qui me ranimera. Mais, au nom du ciel, ne souffrez pas que l'on me touche avec une clef, j'éprouverois des convulsions terribles.

Je ne me souviens d'aucune circonstance particulière dans ce qu'elle dit ensuite; je n'avois que le temps d'écrire ce qu'elle ordonnoit, et je ne pus rester jusqu'à la fin de son sommeil. Le docteur Schmidt la vit dans cet état, peut-être a-t-il fait d'autres observations.

Elle se réveilla à neuf heures un quart, s'occupa comme à l'ordinaire; et depuis une heure jusqu'à deux, elle fit des visites.

Lorsqu'à l'heure du dîner, j'entrai dans la chambre, je vis à la place qu'elle occupoit ordinairement un verre de vin rouge. Je ne sais par quelle malheureuse erreur, je crus qu'elle ne devoit point en boire ce jour-là. Mon épouse pensoit le contraire. Je la laissai décider si on l'ôteroit, ou si on le laisseroit, mais elle ne se sentit pas assez persuadée pour oser prendre sur elle cette décision, et la malade, qui ne se mêla pas de la discussion, ne but pas le vin.

Immédiatement après le dîner, elle retomba dans le sommeil magnétique, et alors elle se plaignit, même avec amertume, de l'oubli qu'on avoit fait. M. le Procureur-général Blumenbach fut présent à ce sommeil.

Je pris alors note de ce qui suit : Elle distingua la

la bague au doigt de M. Blumenbach, mais elle se trompa sur la couleur de l'onix qui y étoit montée.

Elle lut, à une distance assez éloignée, le titre d'un livre dont on lui montroit le dos; elle désigna l'heure que marquoient plusieurs montres. On lui fit les questions suivantes :

Moi. Quel remède seroit utile à la maladie de M. Blumenbach ? (*celui-ci lui tendit la main*).

Elle. Il souffre d'une irritabilité de nerfs, ainsi le quinquina (1) et les bains de plantes lui seroient bons, mais en août, car cette année nous aurons un mois de juillet détestable.

Moi. Que vous faudra-t-il demain?

Elle. Je ne me leverai pas demain matin de bonne heure; je ne m'éveillerai pas avant dix heures, et cela parce que je n'ai pas bu de vin aujourd'hui. A huit heures et demie, il faudra m'apporter le café dans mon lit, et me forcer à le boire.... toujours à cause du vin oublié.... Qu'on me mette seulement les beurrées dans la main, je les mangerai de moi-même. Je me leverai à dix heures précises. Jusqu'à ce moment vous pourrez m'interroger, je serai dans le sommeil réparateur. Demain entre onze heures et onze heures et demie, il faut que la présidente me donne le vin oublié aujourd'hui, mais à dîner le Pré-

---

(1) Elle prononça *guinguina*, par hasard je répétai quinquina. Elle crut que je la blâmois, le prit mal et dit : Je sais bien que cela s'appelle quinquina. Ensuite comme pour me faire sentir que j'avois eu tort de la blâmer, en reparlant de ce remède, elle prononçoit avec affectation quinquina.

sident me servira celui que j'ai prescrit. Je dirai demain matin quand je voudrai aller promener.

Elle dit encore plusieurs autres choses, nous nous entretînmes avec elle, çà et là elle parut fort gaie ; mais il étoit impossible d'écrire tout ce qui se dit.

Nous eûmes l'occasion de remarquer que dans son état, la malade conservoit la grande pudeur qui qui lui est naturelle. Egayés par l'espérance de la voir bientôt guérie, nous nous permîmes de plaisanter. Nous lui fîmes des questions sur des choses dont on ne parle jamais à de jeunes personnes ; elle rougit, et nous rappela gravement au respect que nous lui devions. Je lui demandai ensuite, si M. Blumenbach pouvoit se trouver à son réveil ?

Oui, mais il faudra me dire qu'il arrive à l'instant. Que je n'apprenne point qu'il ait été présent pendant mon sommeil.

L'objet principal de notre entretien fut encore le vin malheureusement oublié, et les moyens propres à réparer cette omission. Je la questionnai encore sur le mercredi ; elle persista à nous désigner ce jour comme celui de sa guérison ; et nous annonça que le jour suivant elle tomberoit dans quelques évanouissemens.

Depuis ce moment, comme ce merveilleux phénomène faisoit une très-forte impression sur moi, je me crus obligé à mettre toute l'exactitude possible dans mes notes, afin que tous les détails en fussent connus. Je ne regrettois aucun des sacrifices que je faisois aux sciences, et j'employois une partie de mes nuits à terminer mes affaires , dont je ne pouvois m'occuper pendant le jour.

Lundi 11 janvier.

(Mis au net le même soir sur des notes prises au crayon.)

D'après ses ordres de la veille, à huit heures et demie précises on lui donna le café; et elle nous annonça que jusqu'à neuf heures et demie elle resteroit dans le sommeil magnétique.

D'abord elle souhaita parcourir avec moi la note des mesures à prendre le mercredi, *jour d'une si grande et si haute importance :* je la lui lus. Elle approuva tout, et ajouta seulement une demi-tasse de bouillon avant l'évanouissement... Elle indiqua avec précision l'heure que ma montre marquoit; elle disoit cependant que sa vue intérieure devenoit plus foible, et que c'étoit un signe de sa guérison dont nous devions nous réjouir.

Mon épouse ressentoit de temps à autre une douleur dans le côté droit ; elle lui demanda d'où provenoit cette douleur, et ce qui pouvoit la guérir.

ELLE. (Après avoir posé d'elle-même sa main sur le côté de mon épouse). Elle provient d'un endurcissement qui se trouve là. Il faut faire usage d'un onguent composé d'assa-fœtida, et de quelque chose de brun (comme un opiat) que je ne sais pas nommer. Tu t'en frotteras pendant trois mois matin et soir, et cela se passera.

Moi. Vous ne pouvez pas nommer ce quelque chose de brun ?

Elle. Non, je ne sais pas comment cela s'appelle.

Nous conduisîmes près d'elle mon plus jeune fils, et nous lui demandâmes s'il auroit encore le croup (1).

Elle. Je ne puis pas dire cela... On le tient assez chaudement... Je ne puis pas dire cela.

A neuf heures nous la quittâmes; mais comme je rencontrai le docteur Köler, je retournai près d'elle avec lui. Il lui fit plusieurs questions auxquelles elle répondit avec exactitude; cependant elle se trompa sur celui des doigts de ce docteur, qui portoit une bague. Je l'engageai à dire à M. Köler comment il se faisoit, qu'elle sût avec certitude, qu'elle seroit guérie mercredi prochain.

Elle répondit de la manière suivante : (Je m'efforcerai d'employer autant que possible ses propres expressions).

Ma maladie doit finir comme elle a commencé, par de très-fortes crampes. J'eus les dernières vendredi, et les premières il y a deux ans..... puis après quatre semaines..... puis après quinze jours..... puis après sept..... puis après six semaines. (Elle ajouta plusieurs autres comptes que je n'ai pu noter, je ne garantis même pas l'exactitude des quatre époques ci-dessus fixées.) Ensuite arriva le moment où je restai

---

(1) Maladie dont l'avoit guéri le professeur Heyer à Brunswick, aussi bien que son frère. Avant que nous l'eussions pour médecin cette maladie nous avoit emporté trois enfans.

quinze jours dans la chambre jaune. Ces accidens on
fortement ébranlé mon cerveau....... J'étois souven
comme folle...... Depuis ce moment, je n'ai jamai
été bien portante...... Mon sommeil actuel me guéri
de tout ; il est mon salut, je recouvrerai la santé.....
Mercredi, je serai parfaitement guérie,... Au nom d
Dieu, n'oubliez rien.

Je ne me souviens pas si elle ajouta quelqu
chose ; je ne me rappelle pas assez non plus le
questions du docteur Köler sur l'état de sa santé
pour pouvoir les noter avec exactitude.

Lundi 11 janvier.

(Mis au net le soir à six heures, d'après les notes.)

A deux heures trois quarts, après qu'elle eut ét
promener trois quarts-d'heure avec moi, qu'elle eu
mangé et bu son vin prescrit, elle se mit sur le sof
et s'endormit. Peu après vint M. le Conseiller intim
Marcard, ensuite le docteur Schmidt, médecin de l
cour.

Elle dormoit les yeux ouverts, fixes ; les pupille
étoient extrêmement épanouies, et ses paupière
ne s'agitoient que très-rarement.

Elle connut et nomma tous ceux qui étoient pré
sens. Sur la question si cela ne la contrarioit pas, que
le docteur Marcard restât près d'elle ? elle répondit
— Non, il n'en parlera pas ailleurs.

Moi. Voyez-vous ce qui se passe en haut dan
ma chambre ?

ELLE. Je vois (1) mieux que ce matin, mais ni aussi bien, ni aussi loin que dans les commencemens....... Je vois par exemple que dans ta chambre et sur ton bureau est une épreuve de ton imprimeur. (Je montai avec le docteur Schmidt, et nous trouvâmes effectivement l'épreuve, que je ne savois pas avoir été apportée.) Je vois aussi sur ta table une relation de ma maladie, que tu as écrite. Cela étoit vrai. Elle nomma tous les objets qui se trouvèrent dans ma chambre, excepté deux couteaux placés par nous sur un bureau. Elle commit encore une autre erreur : nous lui demandâmes ce qu'elle voyoit sur une chaise placée derrière le sofa, par conséquent derrière son dos et qu'elle ne pouvoit voir ; elle indiqua avec exactitude tout ce que j'y avois caché ; mais elle se trompa sur la couleur d'une étoffe qu'elle indiqua bleue, et qui étoit ponceau.

Elle désigna à la seconde, l'heure que marquoit la montre du docteur Schmidt, mais elle se trompa sur le métal, elle étoit en argent, elle la dit être en or. Nous observâmes qu'elle se trompoit ; elle répondit que la montre étoit en effet d'argent, mais que la chaîne étoit en or. Elle se trompa de deux minutes et demie en indiquant l'heure de ma montre, mais elle rectifia jusqu'à un certain point cette faute, en indiquant constamment par la suite deux minutes et demie de plus que ma montre marquoit.

----

(1) Ici elle reparla de voir. Souvent les docteurs Marcard, Köller, Schmidt et moi nous lui demandâmes comment elle pouvoit voir dans son estomac ; après ces questions elle ne parloit plus de voir, mais de savoir ou d'une voix qui l'avertissoit.

Nous lui relûmes encore le détail de la conduite à suivre le mercredi; elle approuva tout par le seul mot : bon; et ajouta encore une fois : le bouillon avant l'évanouissement.

Lorsque le docteur Schmidt lui tâta le pouls, elle le pria d'ôter sa bague..... Elle lui faisoit éprouver une impression pénible.

Je priai le docteur Marcard de la toucher, ensuite je la questionnai et lui demandai ce que ce médecin devoit faire pour se guérir de son indisposition? (un asthme.)

Elle toucha sa main, et dit : Tu ne peux pas être entièrement guéri, tu le sais bien, mais tu seras beaucoup soulagé, si trois fois, à six semaines de distance entre chaque, tu te fais saigner, et si trois autres fois à la même distance tu prends un purgatif(1).

Les affaires du docteur Marcard l'obligèrent à nous quitter à neuf heures trois-quarts, mais le docteur Schmidt se trouva au réveil de la malade, qui eut lieu à quatre heures précises.

————

J'ajoute les circonstances suivantes, et qui m'ont paru dignes de remarques, pour éclaircir ou rectifier ce qui ne se trouveroit point assez détaillé dans ma note.

Ce jour la malade avoit évidemment envie de

————————————————

(1) Le docteur Marcard trouva cette ordonnance assez bonne. La malade le connoissoit à peine.

dire plus qu'elle ne savoit; et à pallier son incertitude, sur ce qu'elle ne savoit pas..... Elle dit par exemple, sans qu'on la questionnât : Maintenant le président Rumann lit la gazette à son épouse. Je n'ai pu vérifier ce fait, mais je doute de son exactitude, car ce jour n'étoit point un jour de gazette. Elle répéta plusieurs fois : Je vois mieux que ce matin, mais cependant pas très-clairement.

Ce jour mon épouse me fit l'observation que chaque fois qu'elle préparoit pour la malade quelque chose qui devoit être mesuré, aussitôt que la mesure étoit pleine elle ressentoit dans le bras une secousse, comme celle que donne un électrophore; et qu'elle savoit toujours intérieurement quand la malade la demandoit. (Ce singulier phénomène a duré jusqu'à la fin de la maladie.)

Lundi 11 janvier.

(Mis au net le soir à onze heures.)

Jusqu'à neuf heures la malade fut visitée par deux amies.

A neuf heures, elle se mit à table avec nous. Elle soupa avec du gruau, qu'elle s'étoit prescrit. A neuf heures et un quart, nous remarquâmes qu'elle regardoit avec un peu d'effroi vers son côté droit (1), et que de temps à autre, elle remuoit les lèvres comme si elle parloit avec quelqu'un. Je lui demandai ce

---

(1) Ici commence un nouvel état.

qu'elle avoit? elle me répondit qu'il lui sembloit voir un *corps* à côté d'elle, qui lui disoit qu'elle pouvoit boire toute l'eau de la carafe placée près d'elle, en en versant cinq fois jusqu'au quart de son verre. Nous lui conseillâmes de le faire. Elle parla ensuite de choses indifférentes. Tout-à-coup elle se leva et désira passer avec l'eau dans la chambre voisine, pour s'y mettre sur le sofa. Elle y passa, et ferma la porte derrière elle. Peu après nous l'entendîmes parler, et mon épouse alla écouter près de la porte. Elle l'entendit s'entretenir avec quelqu'un, et particulièrement demander si elle pouvoit aussi faire cela avec sûreté. Après dix minutes d'absence elle rentra.

Ce qui m'arrive est bien extraordinaire, et bien effrayant, dit-elle en rentrant. Lorsque je me fus assise sur le sofa, j'entendis frapper, je regardai autour de moi, et j'aperçus un corps, que je ne puis décrire; il me dit qu'il falloit changer quelque chose à ma conduite de demain, que cela provenoit encore de ce que je n'avois pas bu de vin rouge dimanche à midi; que je ne me leverai demain qu'à dix heures; que depuis huit heures et demie jusqu'à dix, je tomberai dans le sommeil magnétique. A huit heures et demie précise, il faut m'apporter le café dans mon lit. D'abord elle avoit prescrit de l'éveiller à sept heures et demie; mon épouse et moi n'ayant point d'objection à faire contre ce changement, nous y consentîmes.

A neuf heures trois-quarts, elle se mit au lit, et nous nous retirâmes dans notre chambre.

Lorsque dix heures sonnèrent, mon épouse me dit que quelque chose sembloit l'avertir d'aller près de la malade, qui vouloit lui parler. Elle descendit.

Un quart-d'heure après elle revint et me dit : Le corps parlant est venu de nouveau près du lit de notre malade, et lui a prescrit de prendre demain à dîner une demi-assiétée de gruau d'avoine, avec du raisin de Corinthe, un quarteron de prunes cuites sans noyaux, un demi-quarteron de saucisson; un verre de Malaga au lieu de vin rouge, celui-ci pourroit lui être nuisible parce qu'il la feroit vomir.

Nous résolumes de lui donner cela, si le lende-main, dans son sommeil magnétique, elle confirmoit cette nouvelle ordonnance.

(Mis au net mardi 12 à onze heures du matin, d'après de courtes notes prises au crayon.)

Comme elle avoit demandé son café pour huit heures et demie, (quatre minutes avant ce moment mon épouse et moi nous étions près de son lit avec ce café et la beurrée. Lorsque l'aiguille marqua trente minutes, on lui présenta ce café; elle s'assit sur son lit, mais ne le prit qu'avec répugnance; elle tendit au contraire la main librement pour prendre la beurrée et la mangea sans y être contrainte.

Moi. Comment avez-vous dormi?

Elle. Mal. Je ne me suis endormie qu'à minuit; jusqu'à ce moment j'ai vu le corps parlant rester près de moi. J'ai dormi jusqu'à deux heures, puis je suis restée éveillée jusqu'à quatre et demie... Momens ter-ribles !.... Je me suis endormie jusqu'à huit heures et demie; après avoir bu mon café, je suis tombée dans ce sommeil délicieux, dont une demie heure vaut mieux que six heures du sommeil ordinaire.

Moi. N'a-t-on rien oublié hier dans la manière dont on devoit vous conduire ?

Elle. Rien.

Moi. Faut-il observer ce qu'hier en veillant vous avez changé dans votre régime d'aujourd'hui ?

Elle. (*vivement*) Assurément.

Moi. Répétez-le moi encore, je pourrois avoir oublié quelque chose.

Elle. Je dois manger, etc. Elle répéta mot à mot ce qu'elle avoit dit la veille.

Après l'avoir écrit, je le lui lus, mais m'étant trompé, en disant une assiettée de gruau d'avoine ; elle me reprit et dit : une demi-assiettée.

Moi. Quand devez-vous manger ?

Elle. A deux heures et un quart.

Moi. Quelle heure est-il en ce moment ?

Elle. Seize minutes après neuf heures et demie. La montre marquoit en effet quarante-six minutes.

Elle répéta alors d'elle-même : « Je ne dois pas boire de vin rouge, parce qu'il me feroit vomir..... Cela me feroit beaucoup de mal.... Les efforts me seroient nuisibles.... Il faut que je reste à table jusqu'à deux heures trois quarts... Cinq minutes après les trois quarts, il faut que je me mette sur le sofa, et je m'endormirai.... Il faut que je reste assise jusqu'à quatre heures et un quart... Il ne faut pas que je me lève une seconde plutôt... Ce soir il me faut une distraction....; elle m'est nécessaire, parce que dimanche à midi, on a oublié le vin rouge.... Je me porterai si bien! si bien!... je serai si heureuse! Elle ajouta avec vivacité: Demain je serai entièrement guérie! je le dois à ce sommeil bienfaisant! seulement je tomberai dans quelques évanouissemens, et dans de petites foiblesses d'ici à lundi en huit jours..... Cela ne doit pas vous inquiéter.... Que demain, mercredi, tout se passe comme je l'ai prescrit; va chercher la note que tu as prise, et descends me la lire.... C'est de la plus haute importance!.... tout en dépend!

J'allai chercher cette note et je la lui lus. Elle approuva chaque article par un « bon! » En lisant, je passai exprès l'article du quart de verre de Malaga, qu'il falloit lui donner; elle me le dicta de nouveau.

MOI. Que faut-il vous donner ce soir à votre souper?

ELLE. Cela est indifférent.

MOI. A quelle heure souperez-vous?

ELLE. Cela est indifférent.

MOI. Quand vous mettrez-vous au lit?

ELLE. Cela est indifférent, pourvu que cela ne soit pas trop tôt.

MOI. Qu'est-ce que le fantôme que vous vîtes hier au soir?

ELLE. Ce n'est point un fantôme, j'étois dans l'erreur en le croyant; c'est une voix qui parle en dedans de moi. Je la croyois hors de moi, mais elle est en moi. Voilà pourquoi je n'étois pas très-effrayée hier par ce corps parlant, quoiqu'en effet je le croie près de moi quand je veille. Cette vision naît de ce que mon sommeil est plus foible. Ce n'est qu'un sommeil magnétique imparfait.

Moi. Sous quelle forme vous apparoît ce corps parlant, comme vous le nommez?

Elle. Il n'a point de forme prononcée, c'est comme s'il s'élevoit de terre un nuage blanc, d'où, quand il est élevé, sort une voix dont l'écho raisonne en moi. Il faut obéir à cette voix, elle équivaut au sentiment intérieur dans le sommeil, car c'est un sommeil imparfait; et dans celui-ci on a des visions. (Ici elle éternua plusieurs fois) Ces éternuemens me sont très-bons.... Je ne sais pas maintenant aussi bien ce qui se passe ailleurs.... Cela est très bon.... c'est un signe de ma guérison prochaine.... Le sommeil devient plus foible.

Moi. Quelle heure est-il en ce moment?

Elle. Neuf heures et six minutes (Cela étoit exactement vrai. Le docteur Schmidt entra).

Moi. Qui entre?

Elle. M. Schmidt.

Moi. Répétez le récit de la vision que vous avez eue hier.

Elle. Je l'ai déjà fait.

Moi. Répétez-le, afin que le docteur Schmidt l'entende.

Elle le fit dans les mêmes mots que précédemment. Je lui refis aussi les mêmes questions que ci-dessus, le docteur et moi nous l'écoutâmes en suivant ma note des yeux; elle se répéta mot à mot.

Le docteur. Tout le monde peut-il éprouver un semblable sommeil magnétique?

Elle. Non, pas tout le monde.

Le docteur. Naît-il quelquefois de lui-même?

Elle. Très-rarement; cependant j'en suis un exemple.... Il est très-rare, et opère ma guérison. Je le souhaite à tous les malades; une heure et demie de ce sommeil vaut mieux que six heures d'un sommeil ordinaire.

Le docteur. Lorsque nous vous questionnons, cela vous fatigue-t-il?

Elle. Point du tout. Je demeure toujours endormie.

Le docteur. Jusqu'à quand y demeurerez-vous aujourd'hui?

Elle. Jusqu'à dix heures précises.

Le docteur. Quelle heure est-il à ma montre?

Elle. Elle va comme l'horloge du château, et il est neuf heures vingt-six minutes et demie (elle se trompoit de deux minutes et demie, nous le lui observâmes).... « Je ne vois pas aussi juste maintenant qu'autrefois; puis l'horloge du château est un peu plus avancée qu'hier matin ». Nous changeâmes secrètement la position de plusieurs objets placés derrière elle, et nous la questionnâmes sur ces objets; elle désigna leur position avec exactitude, cependant elle se trompa en indiquant sur une table, près de la fenêtre, un objet qui étoit sur cette même fenêtre.

Moi. Voyez-vous aussi toujours ce qui se passe hors de cette chambre?

ELLE. Pas aussi bien; ma prochaine guérison en est cause.

Nous la quittâmes à neuf heures quarante minutes. A dix heures deux minutes, mon épouse vint près de moi, et me dit que Julie étoit éveillée, et qu'un moment avant elle avoit dit qu'il falloit qu'elle sortît le soir, et qu'on viendroit l'y inviter. On vint en effet peu de momens après, et nous acceptâmes pour elle. Je finissois cette note, lorsque le docteur Köler vint me voir; je la lui lus, et je le priai de vouloir bien venir passer avec nous la journée du lendemain, qui devoit être décisive.

Mardi, 12 janvier, à deux heures trois-quarts après midi.

La malade avoit fixé précisément le moment de son diner depuis deux heures et demie jusqu'à deux heures trois-quarts. Ensuite elle devoit sortir de table, et se mettre sur le sofa à deux heures cinquante minutes.

Lorsque ma montre marqua les trois-quarts, d'après mon avis elle se leva, mangeant encore le dernier morceau. Elle fit gravement quelques tours dans la chambre; après deux minutes elle éprouva quelques mouvemens convulsifs. Lorsque l'aiguille marqua quarante-huit minutes, je l'engageai à passer dans la chambre voisine, afin de pouvoir se jeter sur le sofa à cinquante minutes précises. Elle me répondit qu'elle l'auroit fait d'elle-même. Effectivement elle passa aussitôt dans la chambre où étoit le sofa, elle se promena dans cette chambre pendant une minute et demie ayant les yeux fermés, et cependant sans se heurter contre aucun des objets environnans, ensuite elle se plaça devant le sofa , compta avec le pied soixante secondes, et en comptant avec l'un, avec l'autre elle attira un tabouret qui étoit sous le meuble, monta dessus, puis se laissa tomber en arrière. Malgré ma confiance en l'instinct que lui laissoit sa maladie, je craignis un instant qu'elle ne se fût blessée; il n'en étoit rien.

Elle fut alors tranquille, et dormit; je montai pour venir mettre ceci au net.

———

Pendant mon absence, mon épouse demeura près d'elle, et prit note de ce qu'elle dit : voici cette note.

« Ce soir il faut que je mange autant de gruau que j'en ai mangé à dîner, et un demi-quarteron de saucisson. Il faut que je me couche avant minuit. En ce moment le docteur Marcard arrive. (Il entroit en effet dans la maison). Pourquoi le président écrit-il maintenant, que je me suis placée sur le sofa à la minute même que j'avois annoncée » ?

A cet instant j'entrai dans sa chambre avec le docteur Marcard; il s'assit auprès d'elle.

Le docteur. Pourquoi dormiez-vous aujourd'hui les yeux ouverts?

Elle. Je dors les yeux fermés lorsque je pense plus profondément que je ne le fais en cet instant.

Lui. D'où savez - vous si exactement, quand vous devez vous endormir ou vous éveiller?

Elle. Je le sais si positivement, parce qu'il me

semble qu'un fantôme me l'annonce. Mais ce n'est point un fantôme, c'est une voix intérieure, là, dans le sein (elle indiquoit son estomac). C'est d'après elle que je me règle. Si je crois voir un fantôme, c'est que maintenant mon sommeil a perdu sa première force ; anciennement j'entendois là, dans mon sein.... Mais pourquoi êtes-vous venu à pied, et non pas en voiture ? Celle-ci vous seroit plus commode.

(*Il étoit en effet venu à pied*).

Lui. Lorsque j'ai peu de chemin à faire, je vais à pied, parce que je crois l'exercice utile à ma santé.

Elle. Vous vous trompez, l'usage de la voiture lui seroit plus avantageux.

Lui. Comment se fait-il qu'hier vous eûtes une vision ?

Elle. Cela vient de ce que je ne dormois point d'un sommeil magnétique parfait, mais seulement d'un demi-sommeil.

Lui. Eprouvez - vous des sensations désagréables dans la tête ?

Elle. Quelquefois, et particulièrement lorsque j'entends du bruit. (En effet dans ce cas elle fronçoit un peu le sourcil). Ma tête est très-bien, lorsque je suis dans ce sommeil magnétique, cependant lorsque je me réveille je me la sens embarrassée, mais mes nerfs sont très-fortifiés ; car o ce smmeil fortifie ex- traordinairement les nerfs.

Lui. Mangez-vous avec appétit ?

Elle. Oui, et plus je mange, plus je suis assoupie ;

mais comme je sais que cela m'est utile, je mange avec plaisir.

Lui. Vous disiez hier qu'après ce sommeil vous auriez un très-grand appétit; cela réparera-t-il vos forces?

Elle. J'aurai un très-grand appétit, et il me sera fort utile; mais je n'ai pas besoin d'être fortifiée, car j'ai peu perdu de mes forces; ce sommeil bienfaisant me les a rendues; une heure et demie vaut mieux que six heures d'un sommeil ordinaire.

Lui. Etes-vous naturellement disposée à la mélancolie?

Elle. Oui, fort... Je l'étois, mais je deviendrai toute autre... Ceux qui me connoissoient me reconnoîtront à peine. Cette humeur mélancolique, qui souvent me rendoit si malheureuse, disparoîtra presque entièrement. Elle provenoit de mon cerveau, et il sera comme retourné. Mon sommeil délicieux en est la cause.

Lui. Depuis que vous êtes dans cet état, avez-vous senti quelque changement dans votre corps?

Elle. J'en ai ressenti de très-grands dans mon cerveau. Demain je serai entièrement guérie, il ne me restera que de petits évanouissemens, quelquefois imperceptibles, et ils ne dureront que jusqu'à lundi prochain en huit jours.

Lui. Pouvez-vous en ce moment reconnoître ce qui se passe hors de cette maison?

Elle. (Après un moment de réflexion). Peu, car la force de mon sommeil diminue, et cela est très-bon. Cependant je vois en ce moment que dans la maison de M. Rumann une fenêtre du salon est ouverte, et je présume qu'il fait trop chaud dans ce salon.

Moi. Je le crois comme vous, car j'aperçois en effet cette fenêtre ouverte.

Elle. Mais je ne vois point avec mes yeux, il me semble qu'il y a devant eux un grand nuage blanc. Je le vois en moi, dans mon sein.

(Ici le docteur examina ses yeux, et nous affirma que les pupilles en étoient tellement épanouies, qu'il étoit impossible qu'elle vît par leur secours).

Moi. Savez-vous quelle heure il est à la montre du docteur Marcard ?

Elle. Trois minutes avant trois heures et demie.

Quand elle indiquoit l'heure d'après ma montre, elle avançoit constamment de trois minutes.

Moi. Savez-vous ce que le docteur a dans sa poche?

Elle. Une tabatière blanche ; une bourse très-longue, verte, et rayée de couleurs différentes, deux clefs.

(Tout cela étoit exactement vrai. La tabatière étoit d'ivoire, la bourse de peau verte, rayée, et longue à-peu-près d'un pied et demi).

Moi. Pouvez-vous compter combien d'argent il a dans sa bourse?

Elle. Non.

Moi. Pouvez-vous lire, aujourd'hui ?

Elle. Non.

Moi. Jusqu'à quand dormirez-vous ?

Elle. Jusqu'à quatre heures et demie précises. Je

me reposerai encore un quart-d'heure après sur le sofa.

Le docteur s'entretint encore long-temps avec elle sur sa maladie, et sa certitude d'être guérie le lendemain, et elle nous pria de nouveau, et de la manière la plus touchante, de ne rien négliger. Chaque fois qu'elle prononçoit le mot guérison, l'expression d'une joie céleste se répandoit sur tous ses traits.

Dans un moment nous remarquâmes quelques petits mouvemens convulsifs sur son visage; je lui demandai ce qu'elle avoit; après un moment d'hésitation elle dit qu'elle venoit d'éprouver quelque chose de désagréable qu'elle ne vouloit pas désigner. Je présumai que quelques-unes des personnes présentes en étoient cause, elle nia. Ici je dois observer que dans son état elle avoit toujours beaucoup d'égards pour ceux qui se trouvoient près d'elle, et évitoit avec soin de rien dire qui pût leur être désagréable. Quelque temps après elle demanda un verre d'eau de fontaine. Il faut qu'à quatre heures précises j'en boive la moitié, et vous jeterez l'autre moitié par la fenêtre; ensuite il faudra me laver les tempes avec deux gouttes d'eau de Cologne. On prépara le verre d'eau et l'eau de Cologne, et nous attendîmes que quatre heures sonnassent. Pendant cet espace je lui dis:

Je ne comprends pas comment il peut vous être utile qu'on jette par la fenêtre la portion d'eau que vous laisserez dans le verre. Si je la buvois, cela vous feroit-il du mal?

Elle. Cela ne m'en feroit pas, mais à toi..... c'est pour qu'elle n'en fasse à personne, qu'il faut la jeter par la fenêtre.

Quatre heures sonnèrent, elle tendit la main, prit le verre d'eau, en but la moitié, et je jetai l'autre moitié par la fenêtre. On lui lava les tempes ; après un court moment elle s'écria d'un air souffrant : oh !..... oh !..... l'eau n'étoit pas assez froide ; pourquoi ne l'as-tu pas envoyé chercher fraîche à la fontaine ?

En ce moment elle nous parut dévorer des souffrances intérieures, et se parler aussi intérieurement.

Tout-à-coup mon épouse, qui étoit assise à côté d'elle sur le sofa, entendit un battement régulier. Nous écoutâmes, et remarquâmes qu'il étoit en elle. J'approchai mon oreille de son bras, et j'entendis ce battement intérieur, qui frappoit à-peu-près toutes les secondes ; le docteur l'entendit aussi, et assura qu'il provenoit des nerfs de la malade, qui se crispoient convulsivement.

Lui. Combien durera cette crampe ?

Elle. Encore une minute. Il regarda sa montre, elle indiquoit vingt-neuf secondes ; lorsqu'elle en marqua quarante le battement devint tellement fort que je l'entendis à trois pas d'éloignement.

Enfin elle s'écria : Dieu soit loué !..... Cela est passé..... C'étoit une douleur bien violente...... Maintenant cela est fini...... L'eau n'étoit pas assez froide...... Elle ne m'a pourtant pas fait de mal.

Nous lui parlâmes encore jusqu'à quatre heures et un quart, puis nous la laissâmes seule jusqu'à quatre heures et demie, seulement nous rentrâmes une minute avant. Je l'interrogeai encore sur son souper ; elle me fit les mêmes réponses déjà citées, et au moment où la montre à secondes du docteur Marcard indiqua quatre heures et demie, elle s'éveilla.

Mardi 12 janvier, à six heures du soir.

Mon épouse m'apprit que Julie avoit encore parlé avec ce qu'elle appeloit son corps parlant, et que celui-ci lui avoit indiqué pour son dîner du lendemain le changement suivant, savoir de lui faire une soupe de sagou au vin, en y employant la même quantité qu'elle avoit coutume de boire.

Nous résolumes de la questionner le lendemain dans son sommeil magnétique, annoncé par elle devoir durer depuis onze heures jusqu'à midi.

Le même jour à dix heures un quart du soir.

La malade avoit été conduite ce soir en société dans la maison de M. Stromeyer, juge à la Cour d'appel (1). Elle étoit très-calme. Son souper fut tel qu'elle l'avoit ordonné.

A la fin du repas elle retomba dans son assoupisse-

---

(1) L'épouse du conseiller intime Marcard l'y observa, et ne remarqua rien d'extraordinaire en elle, excepté une teinte de mélancolie dans le regard. Nous étions si persuadés de la vérité de ses assertions, que dans les intervalles de santé dont elle nous annonçoit devoir jouir, nous l'envoyions sans inquiétude en société, ou dans des concerts publics, et même quelquefois seule. *On verra, à la fin, lorsque ce grand spectacle se dénouera, pourquoi cette circonstance étoit très-extraordinaire.*

ment magnétique (*pour parler comme elle*). Par instinct elle posa sur une assiette vernie le couteau, la cuiller et la fourchette (*de métal*), l'éloigna d'elle et tira de son sein une clef, qu'elle y joignit. Elle s'assoupit plusieurs fois, et porta des regards craintifs à côté d'elle. Après sept minutes, elle sortit de cet état et quitta la chambre. Lorsqu'elle revint, elle dit : Il faut que je me mette au lit à dix heures et cinquante-cinq minutes.... Demain tout ira bien..... Réglez votre montre d'après la pendule, car elle retarde de quarante-cinq secondes. Je trouvai que cette différence étoit exacte, et je montai à l'étage supérieur pour écrire ceci, avec l'intention de redescendre, et de revenir voir si à l'heure précise elle se mettroit au lit ; l'expérience m'avoit appris combien cette précision étoit nécessaire.

Ecrit à onze heures.

A dix heures trois quarts, je la trouvai touchant du *forte-piano* ; elle me dit qu'elle dormiroit depuis onze heures jusqu'à minuit ; que depuis minuit jusqu'à une heure cinq minutes elle s'entretiendroit avec son corps parlant. Elle étoit très-gaie, souhaita la bonne nuit à mon épouse, qui étoit prête à se mettre au lit, et assura que le lendemain tout iroit à souhait. Avant de se coucher elle but encore un verre d'eau.

Mercredi 13 janvier.

Ce jour, annoncé par la malade comme devant

être décisif, je me levai à sept heures. Ma première occupation fut de faire une double copie du règlement dicté par Julie pour la conduite à tenir dans ce jour mémorable, afin que mon épouse en eût aussi un sous la main, et que, si par un hasard imprévu un exemplaire s'égaroit, ou se trouvoit gâté, le second pût le remplacer. On ne pouvoit avoir trop de prudence relativement à un règlement aussi important.

Apprenant que la malade étoit dans le sommeil magnétique, car elle venoit de dire : Maintenant la montre du président va bien ; je me rendis près d'elle et lui demandai si elle vouloit suivre en ce jour ma montre ou la pendule, elle me répondit: Elles vont également. En effet, je les avois réglées cinq minutes auparavant, au moment précis où elle avoit dit les mots que j'ai rapportés ci-dessus.

Nous la quittâmes jusqu'à trois minutes avant huit heures, moment où nous revînmes près de son lit. Lorsque ma montre indiqua trente secondes avant ces huit heures, nous nous disposâmes à lui donner son café, et à la soulever pour cela, mais elle nous dit avec un peu de vivacité : Pas encore !...... Lorsque la soixantième seconde battit, elle se souleva d'elle-même, reçut le café et les deux demie beurrées. Elle employa cinq minutes à manger la dernière. Elle tint toujours ses yeux fermés.

Je lui adressai les questions suivantes, que j'avois écrites (j'aurois dû toujours le faire), afin de pouvoir noter plus commodément ses réponses.

Moi. Comment avez-vous dormi cette nuit ?

Elle. Mal....Je me suis endormie à onze heures....

réveillée à minuit..... rendormie à deux heures
demie..... A six heures. je suis retombée dans ce so
meil délicieux. Est-il maintenant huit heures et
minutes et demie?

Moi. Oui...... N'a-t-on rien oublié jusqu'à prése

Elle. Non, et de tout le jour on n'oubliera r
d'important..... Vous serez tous si contens.....

Moi. Ma montre va-t-elle bien?

Elle. Elle retarde d'un quart de minute. Cela
indifférent......; Ne vous allarmez point........ Tout
bien.

Moi. Voyez-vous bien pendant ce sommeil-ci?

Elle. Non, ma vue devient de plus en plus foib

Moi. Voyez-vous dans toute la maison?

Elle. Ah, non!..... Tout s'obscurcit.

Moi. Voyez-vous hors de la maison?

Elle. Je ne sais pas.

Moi. Combien de fois dormirez-vous encore de
sommeil?

Elle. Une seule fois; mais je serai plusieurs f
assoupie.

Moi. Que voulez-vous manger aujourd'hui à dîne

Elle. Une soupe de sagou, faite avec la mê
quantité de vin rouge, que j'ai coutume de boir
Avant de jeter le sagou dans le vin, il faut le faire cr
ver dans de l'eau bouillante. Il faut que le tout fass
le volume double de la soupe que j'ai mang
hier; ne me donnez point de Malaga. Il faut que j
mange beaucoup de pain. Ne m'offrez ni légume

ni eau, ni viande; mais un demi-quarteron de saucisson, je ne dois prendre que cela, du pain et la soupe.

Moi. Suis-je déjà venu près de vous aujourd'hui?

Elle. Oui, après huit heures moins un quart; tu avois encore une lumière.

Moi. Vous sentez-vous de nouveau soulagée par le sommeil dans lequel vous êtes?

Elle. Oh, beaucoup!

Moi. Faut-il encore ajouter quelque chose à ce qui doit vous être donné aujourd'hui?

Elle. Oui! immédiatement après le dîner, je me mettrai sur le sofa; avant de me présenter le café, il faudra me donner un demi-verre d'eau froide comme glace.

Moi. Afin qu'elle soit aussi froide que possible, faut-il y mettre un morceau de glace?

Elle. Non..... Cinq minutes après le café, il faut me donner un petit verre de glace, et qu'il en contienne douze cuillerées à thé.

Moi. Où faut-il prendre cette glace?

Elle. Cela est indifférent.

Moi. Avec quelles cuillers à thé faut-il la mesurer?

Elle. Avec une des tiennes.

Moi. Comment faut-il qu'elles soient remplies?

Elle. Dès que la glace se sera épaissie.

Moi. En auriez vous demandé, si par hasard je n'avois point parlé de glace ? (*Elle sourit.*)

Elle. Je ris de ce que tu crois m'avoir indiqué
ce remède...... Oui, sans ta question, j'en aurois demandé.

Moi. De quelle glace voulez-vous ?

Elle. A la vanille.

Je la quittai à neuf heures trente-cinq minutes, et
j'écrivis cette note : à neuf heures cinquante minutes je ne l'avois point encore finie, lorsqu'elle me
fit appeler. Elle désiroit que je lui lusse encore le
détail qu'elle m'avoit dicté sur la conduite à tenir
dans cette journée; je le fis, et je changeai à dessein
la quantité de soupe qu'elle avoit fixée; elle m'arrêta
et me rectifia. Lorsque j'eus fini, elle approuva tout
et ajouta : Maintenant l'ouïe et la vue intérieures
s'affoiblissent beaucoup en moi.... Laissez-moi reposer
quatorze minutes. Il étoit neuf heures et une minute,
par conséquent il en falloit encore quatorze, jusqu'à
l'instant désigné pour son réveil.
J'achevai cette note.

CONTINUATION

(*Ecrite le soir à sept heures.*)

Elle s'éveilla à neuf heures quinze minutes. Elle
passa dans le salon; comme elle se sentoit très-fatiguée (elle l'avoit prédit), elle se mit sur le sofa.

Comme elle avoit annoncé que ce jour devoit être
décisif, je crus que l'avantage des sciences m'impo

soit la loi de donner toute l'authenticité possible au récit de ce qui alloit se passer, et j'invitai à en être témoin M. le conseiller intime Marcard, M. le médecin de la Cour Köler, médecin ordinaire de la malade, M. le médecin de la Cour Schmidt, et M. le substitut du Procureur-général Blumenbach.

Les moindres détails de la conduite à tenir dans ce jour mémorable étant de la plus haute importance, je priai le docteur Köler de vouloir bien m'aider; c'est d'après ses notes et les miennes que j'ai rédigé le récit qu'on va lire.

A neuf heures cinquante minutes, avant l'arrivée des témoins invités, elle quitta le sofa, et en se promenant fut attaquée du somnambulisme. Elle ne parla point.

Elle avoit demandé un bouillon pour neuf heures cinquante-cinq minutes. A neuf heures cinquante-une minutes, et toujours dans le même état, elle éprouva la chaleur de ce bouillon. A neuf heures cinquante-quatre minutes elle monta sur un petit tabouret, placé devant le sofa, prit la tasse de bouillon, le soufla, et à la cinquante-cinquième minute elle le but.

A neuf heures cinquante-six minutes, je lui demandai : Me voyez-vous?

Elle. Oui, je vous vois bien encore.

A dix heures précises, elle se jeta sur le sofa, et tomba dans l'évanouissement qu'elle avoit annoncé.

Quelques momens après, et toujours d'après ses

ordres que nous avions notés, mon épouse lui frotta les tempes et le front avec de l'eau de Cologne. A dix heures neuf minutes, elle ouvrit la main pour recevoir le demi verre de vin de Malaga prescrit. On le lui présenta à dix heures dix minutes ; elle le but.

A dix heures treize minutes, je lui demandai : Chère enfant, comment te trouves-tu ?

De la main elle me fit signe de me taire, et s'écria : Ai-je dit cela ?

Elle n'avoit pas dit en effet que pendant son évanouissement on pourroit la questionner, mais elle n'avoit pas non plus défendu de le faire.

A dix heures quinze minutes, elle ouvrit plusieurs fois les yeux. A dix heures dix-sept minutes, elle dit : Que l'on me donne dans cinq minutes une tasse de fort thé de camomille.

A dix heures dix-huit minutes, elle ajouta : Il faut me la donner dans quatre minutes.

Elle n'en avoit point prescrit, on n'en avoit point préparé, cependant on parvint en trois minutes à en faire une tasse.

A dix heures dix-neuf minutes, elle indiqua par signe de lui frotter les coudes avec de l'eau de Cologne.

A dix heures vingt-une minutes, elle s'assit d'elle-même, prit dans la main la tasse de camomille, en essaya la chaleur, versa le thé dans la sous-coupe, et fit signe qu'elle désiroit du sucre. On lui en présenta en poudre, elle le refusa avec une sorte de vivacité, et témoigna un peu d'impatience jusqu'au moment où l'on put lui en donner en morceaux ; aussitôt qu'elle en eut, elle en mit dans sa tasse, et but le thé à dix heures vingt-deux minutes. Après l'avoir bu elle retomba sur le sofa.

Cette scène nous avoit fort émus, et d'après la vive inquiétude que témoigna la malade, en attendant qu'on la servît, je suis persuadé, que si l'on n'avoit pas pu lui procurer ce thé, il en seroit résulté des accidens très-graves.

Au moment où elle retomba dans le sofa, elle demanda : Est-il plus de sept minutes après le quart?

Moi. Non.

Elle. Dieu en soit loué!

A dix heures trente-une minutes, elle ouvrit plusieurs fois les yeux. Son regard étoit fixe, ses pupilles étoient extraordinairement épanouis, mais il n'y avoit sur ses traits aucune empreinte de mécontentement.

A dix heures trente-six minutes, elle fit signe de la frotter encore d'eau de Cologne aux mêmes endroits, et de la même manière : on le fit.

Jusqu'alors elle étoit restée tranquille; à dix heures trente-sept minutes, elle se souleva, repoussa vivement le tabouret, sur lequel étoient ses pieds, se mit dans un coin du sofa, y posa ses jambes, et s'écria avec vivacité : Tu es cause de cela !

A dix heures quarante minutes, elle redevint tranquille.

A dix heures quarante-une minutes, elle ôta de son doigt sa bague d'or, retira la clef qu'elle avoit coutume de porter dans son sein, et posa ses deux objets sur un coussin du sofa.

A dix heures quarante-trois minutes, elle remit

son anneau d'or à l'index de la main gauche, prit la clef de cette même main, et la promena depuis son front, en suivant son nez, jusques sur son menton; ensuite elle la reporta sur son front et la promena sur ses sourcils jusqu'à ses tempes; après, elle la posa et la laissa sur sa lèvre supérieure, tandis qu'avec l'index de la main gauche elle comptoit les secondes.

A dix heures quarante-cinq minutes, elle reporta la clef à son front.

A dix heures quarante-cinq minutes trente secondes, elle la porta à la racine de son nez et la conduisit par-dessus la paupière supérieure de son œil droit, et compta encore les secondes avec son doigt. Elle en fit autant ensuite sur l'œil gauche.

A dix heures quarante-six minutes, de sa main droite elle tint la clef sur la table, et elle appliqua la gauche sur la tempe gauche.

A dix heures quarante-neuf minutes, elle mit l'anneau de la clef entre ses dents, mais elle la retira presqu'aussitôt avec effroi, la retourna, et en mit le panneton dans sa bouche (1).

A dix heures cinquante minutes et demie de l'index de la main gauche, auquel elle avoit remis l'anneau d'or, elle se frotta le bras droit, depuis le pouls jusqu'à l'intérieur du coude.

A dix heures cinquante-deux minutes, elle posa sa main gauche sur son coude droit, et croisa le doigt du milieu sur l'indicateur.

A dix heures cinquante-deux minutes et demie,

____

(1) Il n'y a point de doute qu'en ce moment elle s'étoit trompé sur le pole de la clef.

lle remua les lèvres, et fit entendre des sons, mais
ans quitter la clef.

A dix heures cinquante-trois minutes et demie,
lle ôta la clef de sa bouche, éleva les mains, les
oignit, ouvrit les yeux, les tourna vers le ciel et pria
Dieu sans prononcer un mot.

A dix heures cinquante-cinq minutes elle se frotta
es mains, et fit signe qu'on lui lavât le front.

Elle parut désirer le linge mouillé qu'elle avoit
demandé pour onze heures; il n'étoit pas encore
prêt, parce que, pour avoir l'eau plus fraîche, on
ne devoit l'aller chercher qu'au moment de s'en
servir, et qu'il y avoit encore quatre minutes à écou-
ler avant onze heures. Elle montra la plus vive
impatience, et frappa même de sa main sur la
table. Le domestique demeurant trop long-temps,
je courus moi-même au-devant de la servante qui
avoit été puiser de l'eau à la fontaine : je mouillai le
linge, et la cinquante-septième minutes n'étoit pas
encore entièrement écoulée, lorsqu'elle l'eut sur le
front. Alors elle parut calme, et dit : Pourquoi ne
m'avez-vous pas donné le linge mouillé à onze heures
précises?

Moi. La pendule ne les a point encore sonnées. (Il
est à remarquer que lorsqu'on lui posa ce linge,
l'horloge de la ville sonna onze heures.)

A dix heures cinquante-neuf minutes, elle mit le
linge sur sa tête.

Afin qu'il pût être mouillé de nouveau s'il en étoit
besoin, j'avois été chercher un grand vase d'étain
dans la chambre voisine, et je l'avois empli d'eau.
Elle me fit signe de le poser sur le plancher, ensuite

elle s'étendit sur le sofa, de manière cependant que la tête et le haut du corps ne le touchassent pas, et peu après les courba presque jusqu'à terre, au point que nous craignîmes qu'elle ne tombât. Elle ne voulut pas qu'on la soutînt. Dans cette position elle appuya sa main droite dans le vase d'étain, éleva la gauche, et la tint roide.

A onze heures, elle se releva, et fit signe qu'on la séchât : son état d'évanouissement cessa, et, comme elle l'avoit annoncé, elle tomba aussitôt dans le sommeil magnétique.

A onze heures deux minutes, elle ouvrit les yeux, dont les pupilles étoient extraordinairement épanouies, s'assit sur le sofa, et reprit le tabouret sous ses pieds.

Comme elle fit ce mouvement avec vivacité, je craignis qu'elle ne renversât le vase d'étain, mais quoiqu'elle n'y vît pas, elle n'y toucha point, et il se trouva debout entre ses deux pieds.

Sans être interrogée, elle dit : Quelle malheureuse idée tu as eue de me questionner pendant mon évanouissement !... Dieu soit loué de ce que cela s'est bien passé..... Avois-je dit qu'il falloit m'interroger lorsque je serois dans cet état ?.... Tu es seul la cause de tout ce que j'ai fait depuis ce moment..... Je voulois réunir mes forces pendant cet espace de temps, et ne l'ai pas pu. Il falloit aussi me donner le linge mouillé un instant plutôt.

Moi. En ce moment tout est-il réparé ?

Elle. Oui.

Moi. Ne sois donc pas fâchée contre moi ; tu sais que je fais avec plaisir tout ce qui peut t'être utile.

Elle. Je le sais. Je sais aussi que l'on t'a engagé à m'interroger.

Moi. Qui donc?

Elle. Ton meilleur ami.

C'étoit en effet M. Blumenbach qui m'avoit dit d'essayer, si elle pouvoit aussi parler dans l'état d'évanouissement.

Moi. As-tu encore besoin de quelque chose jusqu'à midi?

Elle. Jusques-là non, mais alors on me donnera un quart de verre de vin de Malaga.

Moi. D'après quelle montre? car il paroît que maintenant il faut s'en informer exactement.

Elle. D'après la pendule. Ta montre ne va pas bien. Les sept minutes de tantôt étoient bien, parce que tu as consulté celle de M. Blumenbach. Tu as réglé celle-là et celle du docteur Schmidt, mais pas avec exactitude.

Le docteur Schmidt. Comment vous trouvez-vous en ce moment?

Elle. Bien. Au lieu de m'aller promener à midi cinq minutes, je n'irai qu'à midi dix minutes; la confusion causée par la question déplacée en est cause..... Que les nuées sont blanches aujourd'hui!.... Cependant ce ne sont pas des nuées!

Lorsqu'elle avoit les yeux ouverts pendant le sommeil magnétique, la malade ne voyoit que des nuées blanches; elle nous l'a répété souvent. Elle ne voyoit pas le reste, elle en avoit le sentiment intérieur.

Le **docteur** Köler. Fait-il froid aujourd'hui ?

Elle. Oui. (Il faisoit à l'extérieur un froid de cinq degrés au-dessous de zéro.)

Moi. Peux-tu me toucher sans inconvénient ? (Je lui fis cette question parce que quelquefois elle disoit que telle ou telle personne ne devoit pas la toucher.)

Elle. Oui, je puis toucher ta main gauche avec ma droite. Approche..... Tu t'es effrayé...... L'estomac te fait mal..... Bois un verre de Malaga. (Son observation étoit juste, j'avois mal à l'estomac, mais parce que depuis cinq nuits, je n'avois pas dormi huit heures entières, tant à cause de mon inquiétude, que parce qu'il falloit que je fisse mes affaires la nuit, afin de pouvoir donner tout le jour à mes observations.)

Moi. Puis-je boire dans ton verre ?

Elle. Le ciel t'en préserve ! tu pourrois devenir malade !

Moi. Irai-je demain au tribunal ?

Elle. Non.

Moi. Il faut cependant que j'y aille le jeudi.

Elle. Tu n'iras pas demain, mais seulement samedi. Tu t'es fait excuser.

Moi. Près de qui ?

Elle désigna d'une manière très-distincte la personne chez laquelle j'avois envoyé.

Moi. Par qui me suis-je fait excuser ?

Elle. Par l'huissier.

·(Si l'on réfléchit que pendant l'espace de deux ans et demi, j'ai à peine négligé trois fois de me rendre à l'audience, et que jamais je n'ai dit un mot chez moi de la conduite que je tenois en pareil cas, on ne peut se refuser à convenir que pendant son sommeil magnétique la malade jouissoit d'une sorte d'esprit de prophétie.) Elle continua :

.... Ah! de quelle santé je vais jouir !.... Quel plaisir j'éprouverai de vivre !.... et cela à cause de toi !.... Maintenant tout redevient obscur, et l'air s'épaissit.... Pourquoi n'éloigne-t-on pas de moi ces deux canifs? (elle s'appuya sur mon épouse). Que l'on aille à l'instant chercher de l'eau à la fontaine, et que l'on m'en donne un verre de bien froide.... (Elle chanta tout bas....) On lui apporta de l'eau, elle la but à plusieurs gorgées, et après avoir vidé le verre, elle dit: il en manquoit deux gorgées. On apporta un autre verre plein d'eau, elle en versa un peu dans le sien.

Moi. Tu fais aujourd'hui beaucoup de choses que tu n'avois pas prévues.

Elle. Est-ce ma faute ? une voix intérieure m'ordonne tout cela, qui est devenu nécessaire par la confusion que tu as fait naître. Si tu ne l'avois pas occasionnée, tout seroit resté comme il avoit été réglé.

Moi. Tout est-il maintenant remis dans l'ordre?

Elle. Oui; d'ici à cinq heures, tu n'apercevras plus en moi aucune trace de maladie. Les évanouissemens demeureront seuls, comme je l'ai déjà annoncé. Il fait ici trop chaud ; cependant il ne faut point ouvrir les fenêtres, mais seulement la porte.

Le sang bout dans mes veines, il s'agite en moi comme un tourbillon, et me circule particulièrement au visage. Tout cela vient de ce qui s'est passé.

Elle compta les secondes, et but encore deux gorgées d'eau; ensuite elle dit:

« Le bouillonnement de mon sang a cessé, son mouvement est plus calme, et je suis bien maintenant ».

Elle se lava ensuite de nouveau avec de l'eau de Cologne, et ajouta: « Maintenant laissez-moi reposer cinq minutes ». Peu de temps après elle désira qu'on ôtât d'auprès d'elle le vase d'étain rempli d'eau.

Pendant le reste de l'heure, la malade répéta encore plusieurs des observations qu'elle avoit déjà faites sur la conduite à tenir l'après midi, assura de nouveau qu'elle seroit entièrement guérie, et répondit à différentes questions que lui firent les trois médecins réunis près d'elle; dans un moment aussi elle examina d'une manière particulière les nœuds des doigts du docteur Marcard. Je n'ai point écrit ces détails, et je ne puis les rappeler à ma mémoire; mais je puis assurer qu'ils n'avoient rien d'important, si ce n'est qu'elle approuva en général les médicamens que M. Köler lui avoit anciennement ordonnés.

Elle se réveilla à midi, et reçut le Malaga prescrit.

Le même jour, écrit à deux heures après midi.

Je fis avec la malade une promenade d'une heure et demie, et nous marchâmes si vîte, que nous fimes plus d'une lieue et un quart. Malheureusement, je ne me rappelai pas que nous étions sortis à midi dix minutes. D'après les derniers ordres de Julie et croyant être sorti à midi cinq minutes, comme elle l'avoit d'abord prescrit, je rentrai à une heure trente-cinq minutes. Mon épouse nous regarda avec mécontentement lorsque nous parûmes, car l'instinct de la malade s'étendit en ce moment jusqu'à elle. Celle-ci s'en aperçut, et dit aussitôt : Il faut que je marche encore pendant cinq minutes , mais je veux aller seule. Elle sortit seule en effet, et rentra juste cinq minutes après , en ajoutant trente secondes, pour le temps qu'elle étoit restée dans la chambre. Elle y demeura , et je montai écrire cette note.

Continué le soir à huit heures et demie.

Pourrai-je décrire ce que j'ai vu ?.... Je sens que cela m'est impossible. Je suis ému jusqu'au fond de l'âme. Dans ce qui s'est passé, j'ai reconnu le doigt de Dieu, et des secrets de la nature dont je ne soupçonnois pas l'existence.

Je tracerai ce qu'on va lire d'après des notes prises au crayon. Je cessai d'en prendre entre quatre et cinq heures. .... Comment aurois-je pu continuer! je me sentois comme transporté dans un monde de merveilles, et j'avoue m'être jeté à genoux en présence de tous les assistans, pour adorer la main du Tout-Puissant.

Maintenant je conçois la réalité des merveilles dont

je riois autrefois. Que les connoissances de l'homme ont peu d'étendue ! Combien je regrette de n'avoir point eu de médecin pour témoin de ce qui se passa dans ces momens difficiles; ceux qui m'avoient aidé le matin, avoient été appelés ailleurs par leurs affaires.

J'entrai dans la chambre à deux heures treize minutes; je trouvai la malade debout et marchant. On distinguoit clairement qu'elle étoit dans l'assoupissement magnétique; elle sembloit rêver profondément, et ne parloit point. Je ne lui dis pas un mot.

A deux heures quinze minutes, elle s'assit dans le sofa, et parut toujours absorbée dans de sérieuses réfléxions.

A deux heures dix-sept minutes elle se mit à table, souffla la soupe posée devant elle, et prit la cuiller. Elle goûta un peu de cette soupe.

A deux heures dix-huit minutes, elle coupa son pain.

A deux heures vingt-une minutes, elle sortit de l'assoupissement magnétique et rentra dans son état naturel; elle nous apprit que le corps parlant lui avoit dit, sur le sofa :

« Il faut que tu manges cinq minutes plutôt, parce que tu t'es endormie cinq minutes plutôt. Dis à tes amis, que quelque chose qui arrive, ils ne s'allarment pas, tu guériras certainement.

Ensuite elle mangea avec appétit sa soupe au vin, le saucisson et beaucoup de pain. Elle ne but pas. Mon épouse lui rappela qu'elle s'étoit prescrit de ne pas boire.

Nous parlâmes de différentes choses, et particuliè-rement de la certitude de sa guérison.

Elle mangea jusqu'à deux heures quarante-trois minutes.

A deux heures quarante-quatre minutes, elle par-loit encore.

A deux heures quarante-cinq minutes, elle jeta le couteau loin d'elle, et me fit signe de lui couper son pain.

A deux heures quarante-six minutes, elle cessa tout-à-fait de manger.

A deux heures quarante-sept minutes, elle plia sa serviette. Il étoit évident qu'elle commençoit à ren-trer dans le sommeil magnétique.

A deux heures cinquante, elle se leva, marcha d'un air pensif, les yeux ouverts, compta les se-condes avec ses doigts, s'arrêta devant le sofa, et tira avec le pied le tabouret qui étoit dessous, en continuant de compter les secondes avec ce pied. Elle monta sur le tabouret lorsque la montre, qui étoit réglée d'après la pendule, marqua cinquante-deux minutes. Elle se laissa tomber en arrière sur le sofa, et dit : Dans huit minutes, par conséquent à trois heures précises, le café, mais avant le verre d'eau.

A deux heures cinquante-six minutes, elle prit des ciseaux, et s'en toucha les lèvres et le front.(Ces ciseaux étoient dans une corbeille placée sur une table tout à côté du sofa.)

A deux heures cinquante-huit minutes, elle re-prit : Que je suis heureuse, et que je rends grâce à Dieu de ce que bientôt, dans deux heures, je serai en-tièrement guérie, à quelques très-petits accidens près !

7

Que nous serons tous contens! mes dernières souffrances approchent.

A deux heures cinquante-neuf minutes, elle pria avec ardeur et les mains jointes pour sa guérison.

A deux heures soixante minutes, elle retomba entièrement dans le sommeil, en disant d'une voix mourante : Je vous en supplie tous, ne négligez rien !

L'eau et le café étoient déjà près d'elle; elle les but tous deux.

A trois heures une minute, on lui présenta la glace.

A trois heures deux minutes, elle la reçut, prit la cuiller et s'en servit pour pétrir la glace.

A trois heures trois minutes, elle la mangea. Elle compta les cuillerées qu'elle mangeoit, et mit toujours vingt-deux secondes de distance entre chacune d'elles, ainsi elle mit à les prendre toutes les douze, quatre minutes et vingt-quatre secondes, et dit ensuite: « Bien…. J'ai mangé pendant quatre minutes et demie ». Je ne puis affirmer qui d'elle ou de moi se trompoit.

Ensuite elle continua d'un ton pathétique, mais avec une volubilité, qui me rendit impossible d'écrire toutes ses paroles; et dit: « Maintenant je puis t'apprendre pourquoi j'ai fait aujourd'hui des choses que je n'avois pas prévues, et pourquoi j'ai employé l'art pour me replonger dans le sommeil magnétique. Je ne devois point être distraite ce matin pendant la durée de mon évanouissement, il m'auroit fortifiée et disposée à rentrer dans le sommeil magnétique; la distraction causée par ta demande a tout détruit; si je ne m'étois pas magnétisée, je ne serois pas retombée dans ce sommeil bienfaisant, et tout étoit perdu. Tu n'aurois pas dû me parler! »

Moi. Tout est-il maintenant réparé?

Elle. Oui, je serai guérie, mais ne t'allarme pas.

Moi. Le temps de ta promenade a-t-il été mesuré avec justesse?

Elle. Pas entièrement. Nous avons eu tort de rentrer cinq minutes trop tôt, mais j'ai aussi réparé cela.

Moi. Avons-nous jusqu'ici tout observé exactement?

Elle. Oui.

Moi. N'as-tu rien autre chose à nous prescrire?

De la main elle me fit signe de me taire, elle parut incertaine et ne répondit pas... Après un peu de temps elle continua d'un ton pathétique : « Que deux minutes avant trois heures trois-quarts, on aille à la fontaine chercher un demi verre d'eau fraîche. Qu'on mette les ciseaux dedans, jusqu'à trois heures trois-quarts, et qu'en ce moment précis on me la donne à boire ».

Comme elle avoit parlé très-vite, je doutois si j'avois bien transcrit ses ordres, et je lui en lus la copie; elle approuva tout et poursuivit:

« Dans trois minutes, que l'on me donne trois cuillerées de glace dans le même verre, et avec la même cuiller qui m'ont déjà servi.... N'oublie pas l'eau avec les ciseaux.... A quatre heures sonnantes, il me faut une tasse de thé de camomille.

Il étoit très-difficile de tenir tout cela prêt au temps marqué, mais grace à la sollicitude maternelle de mon épouse pour la malade, et aux soins de son amie mademoiselle Helmke, elle reçut tout aux momens indiqués.

ELLE. (Avant de prendre le thé de camomille.) A quatre heures quatre minutes, il me faut encore trois cuillerées de glace.

Elle les eut aussi, et pendant le peu de temps qu'elle les tint dans la main, elle compta de nouveau les secondes avec ses doigts.

Pendant ces ordres et leur exécution, et en partie avant, se passa ce qui suit :

A trois heures trente-sept minutes, elle mit devant elle, sur un coussin du sofa, la clef qu'elle portoit dans le sein, une grosse aiguille et une bague ; ensuite, avec le doigt, elle se traça des lignes sur le front, sur le nez, et sur le bras, depuis le pouls jusqu'au coude.

A trois heures quarante-une minutes, elle remit la clef dans son sein. Je ne sais pas avec certitude si elle prit aussi sur elle l'aiguille et la bague.

A trois heures quarante-quatre minutes, elle dit : Les ciseaux doivent être mis en croix dans l'eau. (Elle en fit en effet une croix assez exacte.)

A trois heures quarante-cinq minutes, elle but l'eau, dans laquelle étoient les ciseaux.

A trois heures quarante-six minutes, elle retira la clef de son sein, et la posa dans sa bouche, en disant :

Il faut que je tienne cette clef dans ma bouche,

jusqu'à ce qu'il jaillisse deux larmes de mes yeux. Ces larmes sont de l'eau magnétique..... La clef dans ma bouche les fera sortir..... Combien ai-je encore jusqu'au moment de prendre mon thé de camomille?

Moi. Onze minutes.

Elle. Non; dix minutes et demie.

A trois heures quarante-huit minutes, deux larmes jaillirent de ses yeux; elle ôta la clef de sa bouche, et s'en traça des lignes sur le visage. Attendrie par l'aspect de la sombre tristesse qui se peignoit sur les traits de Julie, mon épouse pleuroit; elle lui fit signe de se calmer.

A trois heures cinquante-huit minutes, elle prit dans sa main la tasse qui contenoit le thé de camomille, y mit un morceau de sucre, et souffla dessus.

A quatre heures, elle but.

A quatre heures deux minutes, elle demanda encore un morceau de sucre et le mangea, puis ajouta : Jusqu'ici tout va bien, ne vous affligez pas, cela se passera.

A quatre heures quatre minutes, elle parut souffrir horriblement dans l'intérieur de son corps; elle prit sa clef et la promena sur ses sourcils.

Je suis hors d'état de continuer ce soir le récit de ce qui s'est passé; lorsque j'y pense, un frisson parcourt tous mes membres. Demain j'essayerai de poursuivre. (*Minuit.*)

CONTINUATION

Ecrite le jeudi matin 13 janvier.

Peu après quatre heures, elle se leva de dessus le sofa, (toujours dans le sommeil magnétique, mais les yeux ouverts), et se jeta sur le plancher en priant avec la plus ardente ferveur; tantôt à genoux elle élevoit les mains vers le ciel; tantôt courbée elle frappoit la terre de son front; d'autres fois elle s'étendoit entièrement sur le parquet, en élevant encore sa tête et ses mains vers son créateur. Nous croyions qu'elle remercioit Dieu de sa guérison, et nous ne pouvions retenir des larmes d'attendrissement; mais bientôt la terreur nous saisit lorsque mon épouse remarqua que ses prières avoient pour but d'invoquer la miséricorde céleste, et d'implorer ses secours. Elle paroissoit en proie aux souffrances les plus affreuses; cependant nous n'apercevions aucune trace de convulsion. Peu-à-peu elle pria plus haut; je ne puis me rappeler ses expressions, mais jamais je n'ai entendu de prières plus ferventes.... Un moment nous crûmes comprendre qu'elle se plaignoit de l'oubli de quelque chose, et gémissoit de ce que, si cette faute n'étoit pas réparée avant cinq heures, toutes les précautions qu'on avoit prises étoient perdues. Dans un autre instant elle prononça distinctement : O mon Dieu! daigne me tendre une main secourable!..... Tu l'as promis!..... Vois combien mes parens souffrent!.... ils sont devenus mes parens, et je suis leur troisième enfant.

(103)

Elle s'aperçut que mon épouse fondoit en larmes, et lui dit avec l'accent le plus touchant : Calme toi..... Tout n'est pas encore perdu...... Dieu peut encore me secourir..... Je t'en prie, prends un verre d'eau avec un peu de crème de tartre....; Cela te soulagera.

Elle se jeta sur le sofa, et ses forces parurent entièrement épuisées. Tout-à-coup elle se releva, se précipita étendue sur la terre, et pria avec une nouvelle ferveur..... Tantôt elle paroissoit se calmer, tantôt elle se livroit au désespoir, et s'écrioit souvent : Je suis réconciliée avec Dieu et avec le monde...... A cinq heures, ces horribles souffrances finiront !.... O mon créateur ! je puis paroître en ta présence ! je suis réconciliée avec toi, et avec le monde.

En entendant ces mots, je ne doutai pas un instant, qu'elle ne dût mourir à cinq heures. Pénétré de cette affligeante pensée, je voulus courir au dehors chercher quelqu'un, pour essayer si des secours humains ne pourroient point encore la sauver ; elle m'arrêta, et me pria instamment de ne pas m'éloigner.

Elle se remit à genoux, éleva les mains et pria de nouveau..... Tout-à-coup elle s'écria : Dieu m'a entendue !... il m'a exaucée !.... il a daigné me secourir !.... ne vous alarmez plus, je suis exaucée ! Elle pria encore quelque temps, en frappant la terre de son front. Peu après, elle se leva vivement, vint se jeter aux genoux de mon épouse, mit sa tête dans son sein, et la remercia des soins qu'elle lui avoit prodigués pendant sa maladie, et cela avec un accent si touchant, que je crus mourir de l'impression qu'il faisoit sur moi. Souvent elle répétoit : Oui, tu es ma mère, et je suis ton enfant. Ensuite elle se précipita dans mes bras en me disant : Mille actions de grace, mon père chéri ! c'est à vous deux que je dois tout. Où aurois-je trouvé des amis qui m'auroient comme vous prodigué les secours et les soins ?... Maintenant je vivrai long-temps, long-temps et heureuse. Elle remercia aussi de cœur son amie qui étoit présente. Autant que je puis m'en souvenir, voici les derniers mots qu'elle prononça : Je ne retomberai jamais dans la maladie dont je viens de guérir, ni dans ce sommeil duquel je m'éveillerai dans dix minutes ; cependant d'ici jusqu'à lundi prochain en huit jours, je jouirai encore quelquesfois d'un demi sommeil. Mais ne vous alarmez plus..... Je vous remercie de nouveau ; maintenant accordez-moi neuf minutes de repos.

Qui pourroit décrire le plaisir que nous goutâmes alors ; nous versions des larmes de joie. Avec quelle impatience nous attendions son réveil !

À cinq heures précises, elle s'éveilla, gaie, l'air serein, comme si elle sortoit d'un sommeil ordinaire. Maintenant, nous dit-elle, je suis guérie ; il me semble jouir d'une nouvelle vie ; une pierre d'une lourdeur énorme cesse de peser sur ma poitrine.

Elle nous remercia de nouveau de nos soins avec une expression touchante, mais ordinaire, et bien éloignée de celle qu'elle avoit employée dans son sommeil. Je courus chez M. de Blumenbach et le docteur Marcard, et je leur fis part du motif de ma joie, en leur racontant tout ce qui s'étoit passé ! J'étois de retour avant sept heures.

Les témoins de la scène que je viens de décrire furent mon épouse, une amie, madame Helmke, une servante, Caroline Burgdorf d'Einbeck. Mon frère ne fut présent que depuis trois heures un quart, jusqu'à trois heures trois quarts. Afin que l'on ne me soupçonne pas de chercher à embellir par une fiction poétique, un spectacle assez merveilleux pour n'avoir pas besoin de ce secours, je fais ici le serment *que loin d'avoir embelli ce que j'ai vu, je suis resté de beaucoup au-dessous de la grandeur et de la magnificence de ce tableau.*

Je me rappelle encore qu'elle nous dit avoir prévu ces souffrances inouïes, mais qu'elle ne nous en avoit rien dit dans la crainte de nous trop effrayer.... Elle eut tort; sans contredit nous aurions été beaucoup moins alarmés, si nous avions été prévenus, et si nous avions connu d'avance l'issue de cette lutte effrayante. Je crois que quelque chose avoit été oubliée, mais je ne puis décider si ce mal fut réparé par les efforts de la nature, ou par la ferveur des prières de la malade.

Le Jeudi 14 janvier, à dix heures et demie du matin.

Hier au soir à sept heures, notre Julie fut dans un concert public, et à neuf heures dans une assemblée, dans laquelle, et sans souper, elle resta jusqu'à minuit et un quart. Je la vis encore avant l'instant de se mettre au lit, elle continuoit à être parfaitement bien.

Ce matin à sept heures et demie elle se leva, mais comme elle eut le sentiment qu'il falloit qu'elle restât au lit jusqu'à dix heures et un quart, elle se recoucha. Peu après elle demanda à une servante un verre d'eau et des ciseaux; elle posa ces derniers dans l'eau et but une gorgée; elle but le reste à dix heures et un quart en se levant, et elle se portoit très-bien. Les ciseaux étoient restés dans l'eau, tant qu'elle fut au lit. Elle dit qu'un sentiment intérieur lui avoit appris qu'elle devoit en agir ainsi; qu'elle avoit le pouvoir de s'endormir à volonté, pour apprendre ce qui lui étoit nécessaire, et qu'elle le conserveroit jusqu'à huit jours après le lundi prochain. Depuis sept heures et demie jusqu'à dix heures et un quart, elle n'avoit pas dormi, mais sommeillé, et avoit craint que pendant ce temps quelqu'un n'entrât dans sa chambre, et ne troublât l'effet de ce sommeil bienfaisant. Il lui étoit nécessaire, ajouta-t-elle, parce que la veille, dans la joie d'être guérie, elle avoit quitté le sofa immédiatement après cinq heures, au lieu d'y être encore restée quelque temps, comme elle se l'étoit prescrit.

Elle voulut prendre une leçon de musique à onze heures, et faire des visites à midi; ses désirs furent satisfaits.

Le même jour à trois heures trois quarts.

Lorsque les visites furent terminées, à une heure et demie, notre Julie voulut aller promener; nous sortîmes. Elle se portoit très-bien. Nous rencontrâmes en chemin le docteur Marcard, qui s'informa de sa santé, et voulut nous accompagner. Comme il ne marchoit pas aussi vîte qu'elle, et qu'elle se sentoit portée à ne point rallentir ses pas, elle me laissa avec lui et continua seule. Lorsqu'elle nous eut devancés d'environ cent cinquante pas, je quittai le Docteur, et je la rejoignis. Quoique son état ne fût plus le même, il tenoit encore cependant du magnétisme. Elle me disoit qu'elle sentoit en elle deux essences, l'une qui voyoit le passé, et l'autre l'avenir; mais que cela cesseroit huit jours après le lundi suivant; (c'est-à-dire, le 25 janvier), elle ajouta qu'elle ne tomberoit plus dans le sommeil magnétique, mais que jusques là ce demi-sommeil qu'elle conserveroit, diminueroit tellement peu à peu, que vers la fin nous ne nous en apercevrions plus. Ce qu'il y eut de particulier, c'est que dans cette promenade, elle se rappela de ce qu'elle nommoit le corps parlant; ce qui ne lui étoit point arrivé dans sa promenade de la veille. Sur l'observation que je lui en fis, elle me répondit que cela provenoit de ce que la veille elle voyoit mieux dans l'avenir, et maintenant mieux dans le passé (1). D'après le sentiment intérieur qui la guidoit, nous marchâmes très-vite, et fîmes environ cent vingt pas par minute. Lorsque nous eûmes marché trente minutes, elle s'arrêta, comme si quelqu'un l'avoit repoussée. (Elle ne s'étoit point prescrit la durée de cette promenade). Elle me dit que ses

---

(1) Cela provenoit plutôt de ce que l'état dans lequel elle se trouvoit maintenant, avoit plus d'analogie avec celui dans lequel elle voyoit le corps parlant; ce qui confirme mon observation, que chaque état étoit pour elle une vie particulière dans laquelle elle ne se souvenoit que de ce qui lui étoit arrivé dans l'état semblable.

pieds étoient comme attachés à la terre. Nous reprî-
mes le chemin de la maison, et nous y rentrâmes
une demi heure après. Elle prévit dans ce moment
qu'elle s'endormiroit après le dîner.

Elle mangea des épinards, comme elle se l'étoit
prescrit. Avant trois heures elle se leva, se promena
un instant dans la chambre, s'arrêta (nous ne la
troublâmes point). Elle compta les secondes avec le
pied, passa dans la chambre voisine, et se mit sur
le sofa.

A trois heures neuf minutes, elle demanda qu'on
lui servît un demi verre de Malaga, lorsque la pendule marqueroit trois heures dix-huit minutes. Je
voulus sortir de la chambre, elle me dit: Demeurez ici;
je sais parfaitement ce que je dis et ce que je fais. En
effet, elle paroissoit parfaitement éveillée. Lorsqu'elle
eut pris le Malaga, elle parut s'endormir doucement.
Nous ne lui parlâmes point, et un instant après je
la quittai.

A quatre heures, je retournai près d'elle, parce que
je présumai qu'elle s'éveilleroit à ce moment; ou du
moins qu'elle sortiroit de son demi-sommeil magnétique. Je ne me trompois point; lorsque j'entrai dans
sa chambre, elle se leva. Peu après cependant elle se
remit sur le sofa, et ne parut seulement que reposer.
Je lus la gazette auprès d'elle, et mon épouse prépara
le café. De temps à autre, nous allions auprès d'elle,
elle parloit, et sembloit parfaitement éveillée; je soupçonnois cependant un peu de magnétisme dans son
état. A quatre heures et demie précise, elle demanda
qu'à quatre heures trois-quarts, on lui servît deux

tasses de café très-fort (1). Elle les reçut. Elle se mit à genoux et pria, nous la laissâmes seule. Elle sommeilla de nouveau jusqu'à cinq heures précises. Elle nous dit alors que le café avoit été nécessaire, pour réparer le mal causé par l'oubli du vin le dimanche précédent, que l'effet de son sommeil jusqu'à cinq heures étoit *que le dimanche suivant elle seroit délivrée de ce demi sommeil, qu'elle avoit annoncé devoir conserver jusqu'à huit jours après le lundi prochain ;* qu'ainsi dans trois jours elle devoit être entièrement guérie ; que ce qui lui resteroit de l'état magnétique jusqu'au lundi 25 janvier, seroit imperceptible, quoique jusques-là elle conserveroit le pouvoir de sommeiller, quand elle voudroit ; que le 25 à minuit, elle en perdroit la dernière trace.

Elle parut vouloir être encore seule. Quelques temps après, je revins la trouver, et je m'assis auprès d'elle. Elle parloit comme si elle étoit éveillée, cependant on reconnoissoit qu'elle étoit dans l'état magnétique.... Bientôt elle parut y rentrer plus profondément, elle me fit signe de lui donner ma montre, j'obéis ; elle posa d'abord le verre sur son cœur, ensuite sur son front, puis après sur le mien, elle l'y laissa environ trois minutes, et posa la montre sur la table. (Je ne suis pas très-certain que ce récit soi ponctuellement exact, surtout dans ce qui va suivre, mais s'il y a de l'inexactitude, elle est bi n légère). Elle me prit la main, fit faire plusieurs mouvemens

---

(1) Elle n'en avoit jamais pris une semblable quantité ; sans doute la nature avoit un grand effet à produire.

à mes doigts (1), ôta une bague d'or que je portois ; la passa sur ses sourcils, sur son nez, et je crois, mais je n'en suis pas certain, sur son bras ; elle la mit ensuite à son doigt indicateur, ne l'entrant que jusqu'à la première phalange, et tint en l'air le bras et le doigt pendant environ cinq minutes. Ensuite elle me passa très-légèrement ce doigt sur les sourcils, le tint encore un moment élevé, et revint m'en toucher la tête au-dessus de l'œil droit, où les cheveux prennent naissance ; elle termina par la passer plusieurs fois sur mon front. (Au même instant j'éprouvai une douleur assez vive à l'endroit qu'elle avoit touché.)

Moi. Vous voulez peut-être par ce moyen apprendre ce que je pense ?

Elle. Non ; ce que je viens de faire est utile pour la guérison de ton oreille, et peut lui rendre la faculté d'entendre qu'elle a perdue. — Elle remit la bague à mon doigt, et me fit signe de m'éloigner. J'obéis, et elle appela mon épouse qui s'assit aussi auprès d'elle.

Je fus à peine levé que je sentis la douleur bien plus vive, à l'endroit où elle l'avoit provoquée. Cette douleur consistoit en picotemens qui s'étendoient depuis la place qu'elle avoit touchée jusque derrière

(1) A peu près comme elle avoit fait le mercredi avec ceux du Docteur Marcard. D'après plusieurs circonstances, j'ai lieu de croire qu'elle cherchoit par ce moyen à connoître la santé de la personne qu'elle touchoit.

la tête, et avoit quelque chose de semblable aux secousses électriques. Dans l'intervalle que laissoient ces picotemens, j'éprouvois une douleur plus sourde; mais plus poignante encore.

Elle consulta long-temps le pouls de mon épouse, tint ensuite ses mains en croix dans les siennes. Mon épouse éprouva quelque temps une sorte d'engourdissement dans tout le bras, mais qui cessa bientôt entièrement. Notre malade dit avec vivacité à une servante de fermer les fenêtres; celle-ci n'obéit pas de suite; mon épouse voulut le faire, mais Julie lui cria de s'arrêter, et le fit elle-même. Il y avoit encore deux autres fenêtres ouvertes dans la seconde chambre; présumant que cela lui étoit désagréable, j'y passai et les fermai moi-même. A peine eus-je touché l'espagnolette, que Julie jeta un cri et retomba dans le sommeil. En cet état elle me dit: Pourquoi as-tu fait cela? Pourquoi as-tu touché du fer?

Moi. Ne le falloit-il pas?

Elle. Non. Je voulois te prouver ma reconnoissance pour tout le bien que tu m'as fait; si tu n'avois pas touché du fer avant six heures, dans trois semaines la foiblesse de ton oreille auroit été guérie. Bien certainement tu n'as plus cette douleur au front, (je n'en avois pas parlé) cela vient de ce que l'attouchement de fer a détruit tout ce que j'avois fait. Maintenant je ne puis plus rien pour toi, car il est bientôt six heures..... et.... ah!.... j'ai encore quelque chose à dire, ... mon bonheur en dépend.... cela est si difficile.... si difficile, que je n'ose parler...... il le faut cependant.

Nous la priâmes instamment de s'expliquer ; enfin elle nous dit.... Combien il m'est difficile et pénible de vous dire ce qu'il me faut encore.... et cependant je le dois....; tout le bonheur de ma vie en dépend.

Dimanche je serai entièrement guérie ; mais il est indispensablement nécessaire à ma félicité que vous me fassiez faire un anneau d'or, du poids de deux louis, en dedans duquel doivent être gravées les lettres E. A. F. ; il faudra me le donner entre dix et onze heures du matin, mais pas plus tard. Il ne faut pas qu'il soit fait en cette ville ; du reste, peu importe en quel autre endroit. Il faut qu'il soit dans un étui de maroquin vert. Il faut que toute ma vie je le porte à l'index de la main gauche. Il faut enfin qu'il soit cousu sur du parchemin (1).

Lorsqu'elle eut prononcé ces mots il étoit cinq heures cinquante-neuf minutes, et elle devoit s'éveiller à six heures ; elle tomba dans la plus vive inquiétude, car il étoit à peine possible de prendre note de l'ordre qu'elle venoit de donner, et dont, disoit-elle, dépendoit le bonheur de sa vie. J'en vins cependant à bout, et elle eut encore le temps d'é-

---

(1) Je me ressouviens que dans sa maladie elle répéta plusieurs fois qu'une bague d'or à l'indicateur de la main gauche, avoit une grande puissance, mais qu'elle étoit sans effet à celui de la droite. Elle demanda aussi une fois au docteur Marcard : Pourquoi ne portes-tu pas une bague à ce doigt-là ? Mais je ne sais de quel doigt il étoit question.

couter la lecture que je lui en fis, et de l'approuver (1).

Que falloit-il que je fisse? Que je laissasse cet ordre sans exécution?... Je ne pouvois m'y résoudre. Qui connoît, pensois-je, qui connoît toutes les propriétés du métal, des autres corps de la nature, de l'influence du temps sur eux, et de celle de la fantaisie? A la vérité de l'or est de l'or; mais la malade peut avoir le sentiment intérieur que si l'anneau étoit fait en cette ville, on n'emploieroit pas ce métal très-pur. Peut-être faut-il que l'anneau soit cousu sur du parchemin, afin que personne ne puisse le porter avant elle, et n'en altère la vertu en donnant lieu à quelque procédé galvanique?........ Qui sait comment est composée la couleur avec laquelle on teint le maroquin vert en Turquie? Qui connoît les effets du métal, lorsqu'il est en contact avec les autres corps de la nature? Peut-être l'instinct de la malade lui apprend-il tout cela? Ces considérations, jointes à d'autres, me déterminèrent.

Je résolus donc à suivre exactement ma note, mais aussi à ne plus rien faire après le dimanche, et à regarder alors mon devoir comme rempli. Je me décidai à aller à Hanovre pour y faire faire cet anneau.... Pendant ce temps la malade, toujours dans un état de magnétisme, avoit eu la visite de quelques amies...... Moi, j'étois dans une chambre au-dessus de la sienne.

Mon épouse vint près de moi, m'annonça que la

---

(1) On peut concevoir combien ce nouvel incident diminua mes espérances.

malade connoissoit mon dessein de partir pour faire faire son anneau, mais que je devois rester à Celle, et que passé minuit mon épouse ni moi nous ne devrions plus nous occuper de cet objet en aucune manière (1). J'allai retrouver Julie, et je lui demandai si je pouvois charger Himmel, notre domestique, d'aller faire faire cet anneau ?

Elle me répondit que oui, mais qu'il seroit mieux que M. de Blumenbach voulût se charger de cette commission. Mon épouse le fit prier de venir chez elle. A son grand regret, des affaires importantes l'empêchèrent de se charger de ce soin. On prépara donc une double instruction pour Himmel, afin que si l'une se perdoit, l'autre pût servir. M. de Blumenbach resta à souper avec les trois dames. Le domestique fit manger son cheval, et se disposa à partir cette nuit même. Il servit à souper. Pendant le repas, Julie, qu'on voyoit clairement être dans l'état magnétique, parloit sans contrainte et paroissoit fort gaie, lorsque l'effroi se peignit tout-à-coup sur ses traits ; nous en cherchâmes la cause, c'étoit un chat qui s'étoit glissé dans la chambre ; on le chassa, et, pour se remettre, elle demanda un verre de Malaga. Cet incident, les observations faites pendant le souper, les préparatifs du départ, me firent oublier que j'avois encore au doigt l'anneau qui devoit servir de modèle pour la grandeur

---

(1) Voilà encore une de ces circonstances qui furent inexplicables pour moi ; je n'avois communiqué à personne mon dessein d'aller à Hanovre.

de celui qu'on demandoit, et que mon épouse m'avoit apporté pendant que je copiois les instructions; il falloit que je le donnasse à Himmel. Dans les derniers momens, c'est-à-dire vers les onze heures, j'éprouvai une inquiétude vague, mais assez forte, et je souhaitai vivement voir la société s'éloigner. Je me levai, personne ne m'imita. A onze heures et demie environ cependant la société se retira, et je respirai librement. Julie entra chez moi, regarda mes mains, et me dit: Quel est cet anneau? il présage quelque malheur; puis elle s'éloigna.

Je frémis en reconnoissant mon oubli; j'appelai Himmel, il étoit parti depuis trois quarts d'heure, au moment où je commençai à éprouver cette inquiétude vague. J'envoyai chez M. Blumenbach, qui me prêta son valet. Celui-ci courut aux portes de la ville, mais Himmel en étoit sorti depuis un quart d'heure; il retourna promptement chez son maître, pour y seller son cheval, afin de courir après mon domestique. En l'attendant, j'enveloppai l'anneau dans un papier, que je cachetai. Je finissai lorsque Julie entra brusquement dans ma chambre, en s'écriant: Que faites-vous? vous ne devez plus vous occuper de cet objet passé minuit! Je terminai et minuit sonna. Elle prit le paquet, et lorsque le valet de M. Blumenbach revint avec son cheval, elle le lui remit, en répétant que je ne devois plus m'occuper de cet objet. Elle paroissoit au désespoir, se retira dans la chambre voisine, et ferma la porte. Très-affligés, mon épouse et moi, nous nous assîmes sur le sofa.

Après y être resté quelque temps, je me sentis un

désir irrésistible de tirer de mon doigt mon anneau
d'or, de le poser sur mon genou, ensuite de le mettre dans un verre, de verser de l'eau dessus, de tirer
ma montre, et au bout de trois minutes de boire cette
eau, et de mettre mon anneau dans ma bouche. Mon
épouse, qui me regardoit avec étonnement, crut
que je perdois l'esprit. Il ne fut pas prononcé un mot
de part ni d'autre, excepté que je dis à demi-voix :
Je ne puis m'en empêcher. Nous étions absolument
seuls, la porte étoit fermée. Au moment où je remis
mon anneau à mon doigt, la malade rentra et me dit :
Ce que vous avez fait est bien.

Moi. Qu'ai-je donc fait ?

Elle me le répéta avec exactitude, et ajouta : Il falloit que vous le fissiez (1).

----

(1) Ici ma raison se tait ; je sens que je ne croirois pas un
tel fait, si quelqu'un me le racontoit, m'en assurât-il même
la véracité par les sermens les plus forts. Je croirois que c'es
une erreur de son imagination. Bien plus, je ne m'en croirois
pas moi-même, et je penserois avoir rêvé.... (Ne fait-on pas en
effet des songes dont l'effet est si fort qu'en se réveillant on les
croit encore une réalité ?) Mais mon épouse m'a juré que tout
ce que je viens d'écrire est exactement vrai.... Je le répète,
ma raison se tait. Si l'on essayoit de comparer cet événement
extraordinaire avec des phénomènes connus de la nature, je
pense que ce seroit ce qu'éprouvent les oiseaux et les écureuils
à la vue d'un serpent à sonnettes, lorsque, comme enchantés
par ses regards, ils viennent d'eux-mêmes se jeter dans sa
gueule ; fait avancé par un trop grand nombre de témoins pour

Elle versa ensuite quelques larmes , et souhaita que nous allassions nous mettre au lit; elle désiroit aussi en faire autant. Nous y allâmes tous à minuit et demi.

Je ne puis encore me résoudre à écrire ce que le même pouvoir inconnu me contraignit de faire dans ma chambre , depuis minuit et demi jusqu'à une heure; l'avenir me déterminera.

C'est la première fois que je fais dépendre de l'avenir le récit de ce qui vient de se passer (1).

———

Comme je ne dois plus m'occuper de ce qui concerne l'anneau, je suis très-embarrassé de savoir comment je récompenserai le domestique de M. Blumenbach , qui a couru à plus d'un mille après Himmel, et lui a remis le petit paquet oublié.

M. Blumenbach doit lire ce journal.... Je ne

———

qu'on puisse le révoquer en doute. Je pense qu'en ce cas le serpent exerce un pouvoir magnétique sur l'être vivant dont il veut faire sa proie. Le regard de ce monstre, dirigé sur un animal ou même sur un homme, le pétrifie, pour ainsi dire, et le contraint à demeurer immobile. Cet effet d'une force soit magnétique, soit inconnue, sera toujours aussi incompréhensible pour nous que celui de la gravité dont nous avons tous les jours des exemples sous les yeux.

(1) La malade me dit le lendemain qu'elle savoit ce que j'avois fait , que cela étoit très-bien , mais que le secret en devoit rester entre nous deux.

lui prescris rien.... Mais je lui répète que l'apparence d'être ingrat envers son valet me peine beaucoup.... Il fera ce qu'il voudra.

———

Jusqu'où la nature peut conduire un homme par ses phénomènes énigmatiques! Qui m'auroit dit, il y huit jours, que j'en viendrois là; moi, qui ne rougissois point de convenir que mes principes philosophiques, avec quelques modifications cependant, approchoient beaucoup de ceux de Spinosa !

Vendredi 15 janvier.

Je ne revis la malade (car je crois en ce moment devoir la renommer ainsi (1)) qu'à deux heures après-midi. Mon épouse m'apprit qu'elle avoit dormi jusqu'à neuf heures, qu'après avoir reçu d'elle son café à cette heure précise, elle lui avoit fait signe de se retirer. A midi elle se leva, et dit que rien n'étoit changé, que dimanche elle seroit entièrement guérie, qu'il falloit que ce jour elle allât à l'église, mais qu'elle devoit être de retour à la maison à dix heures et demie.

Nous dînâmes à deux heures. A table, on voyoit clairement qu'elle étoit dans l'état magnétique, car elle comptoit souvent les secondes, et du doigt elle se traça plusieurs fois des lignes sur les sourcils.

Je ne lui rappelai pas ce qui s'étoit passé la veille, et

———

(1) Cela étoit vrai, mais que l'on attende la fin.

je ne lui parlai que de choses indifférentes. Elle mangea la soupe de sagou au vin qu'elle s'étoit ordonnée. Après dîner elle se mit sur le sofa, travailla et nous dit qu'elle ne tomberoit pas ce jour là dans le sommeil, comme elle l'avoit dit la veille, et que le soir elle iroit visiter une amie : elle ajouta que ç'avoit été un très-grand bonheur, que j'eusse fait hier soir ce qui étoit nécessaire, qu'il ne lui avoit pas été permis de le demander, mais seulement de prier pour que je le fisse ; que cependant je l'avois ponctuellement exécuté.

Moi. Qu'ai-je donc fait ?

Elle. Pourquoi me le demander, puisque vous le savez? (Elle me répéta tout ce dont mon épouse avoit été témoin). Vous deviez faire tout cela. *J'ignore ce que vous avez fait avant de vous mettre au lit ; je l'ignore en ce moment ; mais vous avez fait ce qui étoit nécessaire.* Je le saurois, je ne devrois pas le dire.... Ni vous, ni votre épouse ne devez point me toucher aujourd'hui.... demain je serai parfaitement guérie.

Elle ne tint pas ce discours de suite, comme il est rapporté ici, mais entrecoupé par des phrases sur des sujets ordinaires. Il faudroit donner à cet état un nom plus foible encore que celui de son demi-sommeil; mais quel nom choisir (1)?

* * *

J'ai formé le projet de patienter jusqu'à dimanche,

____

(1) A la fin on verra l'explication de tout cela.

mais de me sauver alors de ce labyrinthe, si cela est possible!

Peut-être en elle la lutte entre la nature et la maladie est-elle si forte que la seconde l'emportera! Effrayante idée! A trois heures un quart je la quittai, elle étoit fort gaie.

L'après-midi et le soir elle fut en société, et toujours d'une humeur égale. A minuit elle se mit au lit.

Samedi 16 janvier.

Je ne la vis pas avant deux heures après-midi. Elle étoit dans le sommeil magnétique. Elle observa que ce n'étoit pas un sommeil complet, mais un demi-sommeil, et tellement foible qu'elle savoit très-peu de chose. Elle put à peine dire comment j'étois habillé, et me présuma seulement mes habits ordinaires. Elle s'étoit mise volontairement dans cet état, afin que sa parfaite guérison fût assurée pour le lendemain, et qu'elle pût nous annoncer qu'Himmel avoit parfaitement rempli sa commission à Hanovre; que tout étoit comme il devoit l'être.

Je lui demandai la signification des lettres qu'elle avoit désiré voir gravées sur l'anneau. Elle répondit que c'étoit les initiales des prénoms des trois personnes qui lui étoient les plus chères. Elle ne nomma pas la première; mon épouse étoit la seconde (Amélie), moi, la troisième (Frédéric).... Elle ajouta qu'il ne falloit pas nous inquiéter, que le lendemain tout finiroit.... que sa voix intérieure devenoit plus foible, que le corps parlant avoit formellement

pris congé (1). Elle étoit à peu près dans l'état magnétique, mais pas précisément.

Les observations suivantes sont de mon épouse.

———

Vendredi soir elle fut en société jusqu'à près de
minuit. Avant de se mettre au lit elle se fit donner un
verre plein d'eau, et recommanda à sa garde de lui
en préparer un le lendemain à huit heures précises, de
mettre à côté un couteau à manche d'argent et de l'y
laisser, mais de ne pas l'éveiller.

On lui obéit. Elle mit le couteau dans l'eau, et la
but quelques temps après.

Elle se leva à onze heures un quart. A onze heures
et demie elle vint dans ma chambre, et s'assit auprès
de la fenêtre. Tout-à-coup elle se leva, et s'assit sur
le sofa, à sa place accoutumée, prit un flacon d'eau
de Cologne , en versa une goutte sur l'index de la
main gauche, et le porta sur son front; elle en
mit aussi une goutte sur chacune de ses tempes,
ensuite elle promena ce doigt sur ses sourcils ,
son nez et son menton. Puis elle prit un anneau d'or,

———

(1) D'une chambre voisine mon épouse entendit les a-
dieux que fit Julie. Elle m'assura que rien n'avoit été à-
la-fois plus touchant et plus comique. A la fin de ces adieux
la malade avoit dit : Mille graces pour tous les conseils que tu
m'as donnés. Adieu! adieu pour toujours. Mais est-il certain
que tu ne reviendras pas?

qui étoit à l'index de la main gauche, le tint quatre minutes dans sa bouche et commença à parler. (Il étoit clair qu'elle étoit dans le demi sommeil magnétique ; elle s'y enfonça de plus en plus, peut-être jusqu'au sommeil complet).

Ce qu'elle fit me surprit, et je lui en demandai l'explication.

ELLE. Je l'ai fait exprès, afin de pouvoir mettre un terme à l'inquiétude que l'anneau te cause.

(J'en avois en effet. Himmel étoit revenu ; ce qu'on n'avoit pas dit à la malade ; il m'avoit remis l'anneau. Je craignois qu'il ne fût pas conforme au modèle prescrit, et que, par conséquent, il ne pût pas servir ; mais, je ne lui avois nullement témoigné mon inquiétude).

ELLE. L'anneau est ici, je le sais ; il est parfaitement bien.

Ensuite elle me raconta avec exactitude quand l'anneau avoit été terminé à Hanovre, et que c'étoit M. Baalsen qui l'avoit fait. Tout cela étoit vrai, mais alors je l'ignorois encore moi-même. Après elle prescrivit comment on devoit agir le lendemain, en lui donnant l'anneau, et elle finit par ces mots : « Défendez-moi bien de le quitter de ma vie ; si je le quittois, je deviendrois malade ».

Elle répéta encore plusieurs fois que le lendemain elle seroit parfaitement guérie ;.... qu'elle devoit aller à l'église le matin, recevoir l'anneau à dix heures et demie, et que tout seroit terminé ; que jamais elle ne retomberoit dans sa maladie. Elle répéta de même

avec exactitude, quand l'anneau avoit été terminé à
Hanovre, puis elle ajouta beaucoup de détails qui,
tous, se trouvèrent vrais, d'après le récit du domestique. Elle dit qu'elle se réveilleroit à trois heures,
mais qu'avant elle devoit dîner. Quoique dormant,
elle mangea comme une personne éveillée.

———

Veuille le ciel que sa prédiction s'accomplisse, et
que demain elle soit en effet entièrement guérie.

Dimanche 17 janvier.

Hier, à minuit moins un quart, Julie revint fort
gaie d'une assemblée. Elle me parut être dans un
état entièrement naturel; du moins, son ton aimable et doux avoit aussi une franchise , un
abandon que depuis long - temps je ne remarquois
plus en elle. Entre autres choses , elle me dit :
« Que serois - je devenue, si j'avois été en d'autres
mains que les vôtres? Je n'aurois jamais guéri de ma
maladie, car on m'auroit crue folle; rien de ce que
j'ai prescrit comme nécessaire à ma santé n'auroit
été exécuté, et j'aurois été malheureuse toute ma
vie..... Quels soins paternels et maternels vous et votre épouse m'avez prodigués! » Ce profond sentiment de reconnoissance me parut lui être un peu
nuisible, parce qu'il lui donnoit une trop forte émotion. Je vis tout-à-coup la pupille de ses yeux s'épa-
nouir ou au moins se mouvoir. Comme par hasard et en jouant, elle m'ôta l'anneau d'or que je

portois au doigt, le mit dans sa bouche, puis à l'indicateur de sa main gauche, promena ce dernier sur ma tête, (après m'avoir tâté le pouls et toutes les phalanges de mes doigts) en toucha mon oreille droite, mit l'anneau dans un verre plein d'eau, but la moitié de cette eau, et me fit signe de boire l'autre moitié. Ensuite elle me défendit de toucher du fer jusqu'au lendemain matin, et m'ordonna de laisser ma clef sur ma table, et de ne pas fermer cette nuit les verroux de ma porte. En me prescrivant ces précautions, elle promenoit ses yeux dans la chambre ; elle aperçut un baromètre, et m'enjoignit de ne pas le toucher. Enfin se trouvant dans un état légèrement magnétique, elle dit : Je me suis mise volontairement dans cet état, pour guérir la maladie de votre oreille gauche. Je ne suis pas certaine de réussir, car mes forces magnétiques sont beaucoup diminuées, et sont à peine l'ombre de ce qu'elles étoient avant hier au soir. Alors je pouvois beaucoup, soyez-en convaincu.

Je lui témoignai mes craintes qu'elle ne se fût fait du mal, surtout en se couchant si tard ; elle éleva les doigts vers le ciel, et dit d'un ton solennel : Aussi vrai que Dieu a daigné me secourir, demain à onze heures je serai parfaitement guérie!

Je renouvelle avec ardeur mes vœux pour l'accomplissement de cette prophétie !

———

Continué à une heure de relevée.

Que les forces de la nature sont surprenantes! que

les connoissances de l'homme sont de peu d'étendue !

La malade s'étoit prescrit d'aller le matin à l'église, d'en revenir à dix heures et demie, et de recevoir l'anneau aussitôt son retour. A huit heures, elle déclara ne pouvoir se rendre à l'église, parce que le prédicateur ne cesseroit point assez tôt de parler pour qu'elle pût être de retour à temps à la maison(1). A dix heures elle étoit dans l'assoupissement magnétique ; elle demanda un verre d'eau et un couteau à manche d'argent. Je ne sais quel usage elle en fit, car elle voulut être seule.

A dix heures et un quart je pris l'anneau, et je me rendis auprès de mon épouse. J'étois assis auprès d'elle, lorsqu'à dix heures et demie précises, Julie entra dans le salon. Elle étoit vêtue d'un déshabillé du matin. Elle ne prononça pas une parole. La voyant garder le silence, je lui dis :

« Chère enfant, je te donne cet anneau (2), qui est exactement tel que tu l'as désiré, et qui doit te guérir à jamais de ta maladie. Examine-le, ainsi que l'étui qui le renferme ; tous deux sont comme tu les a voulus. Tu jouiras de la meilleure santé tant que tu porteras cet anneau à l'index de la main gauche. Comme tout ce que tu as prédit dans

---

(1) En effet, l'amie qui devoit l'accompagner ne revint qu'après onze heures.

(2) Comme elle me tutoyoit pendant sa maladie et son sommeil magnétique, j'en pris l'habitude de la tutoyer aussi.

ton sommeil est arrivé ponctuellement , je suis persuadé que cette prophétie s'accomplira de même. Donne-moi ta main que je puisse te poser cet anneau...» Elle étoit dans l'assoupissement magnétique, et ne prononça pas un mot. Mon épouse remarqua qu'elle avoit placé à un autre doigt la bague qu'elle avoit ordinairement à l'index de la main gauche. Après un instant, elle me présenta sa main , j'avois séparé l'anneau du parchemin, je le plaçai à son doigt avec précaution, comme elle l'avoit désiré.

Lorsque l'anneau fut placé, Julie bâilla, s'éveilla, promena avec étonnement ses regards autour d'elle, en disant : Que signifie cela?... D'où me vient ce gros anneau?.... Où suis-je?.... Comment me trouvé-je ici?..... Y a-t-il donc long-temps que je suis levée?

Moi. Ne vous souvenez-vous donc plus que vous m'avez chargé de vous faire faire cet anneau, afin de vous guérir de votre maladie?

Elle. Comment?.... ai-je été malade?

Moi. Vous me surprenez; ne savez-vous pas quel jour nous avons aujourd'hui?

Elle. Mardi.

Bref nous trouvâmes, à notre très-grand étonnement, qu'elle ne se rappeloit de rien de ce qui s'étoit passé dans sa maladie depuis le lundi au soir 4 janvier. Elle ne se ressouvenoit ni de son sommeil magnétique, ni de son demi-sommeil, pas même des intervalles de santé dont elle avoit joui, et dans lesquels elle paroissoit être absolument dans un état naturel. Elle ne savoit rien ni des visites qu'elle avoit renues, ni de celles qu'elle avoit reçues, ni du concert auquel elle avoit assisté, ni des promenades que nous avions faites ensemble, ni des occupations domesques auxquelles elle s'étoit livrée. Les quatorze jours passés sembloient n'avoir point fait partie de sa vie, ou plutôt pendant ce temps elle avoit été une autre personne. Il en coûta quelque peine à lui persuader la réalité de ce qui s'étoit passé. Du reste, elle répéta souvent que jamais elle ne s'étoit sentie mieux portante qu'alors. Onze heures sonnèrent, elle bâilla encore une fois, et la petite apparence de fatigue qu'elle conservoit encore, disparut entièrement. (1)

Je ne doutai plus un instant de sa parfaite guérison, et je courus faire part des inexplicables merveilles dont j'avois été témoin, à M. le Procureur-général Blumenbach et au docteur Marcard; tous deux partagèrent mon étonnement.

A mon retour chez moi, j'y trouvai le médecin de la cour Köler, dont la surprise étoit égale à la nôtre.

Dès lors nous n'aperçûmes plus chez Julie aucune trace de maladie, et nous sommes tous convaincus qu'elle est entièrement guérie.

____

(1) Pendant quelques jours cette chère enfant se trouva souvent fort embarrassée, car les personnes qui l'avoient visitée pendant son sommeil magnétique, lui parloient des différentes choses qu'elle avoit faites ou dites dans cet état extraordinaire, et il n'en restoit pas la plus légère trace dans sa mémoire.

~~~~~~

OBSERVATIONS

Sur l'événement dont je viens de donner le
détails , écrites immediatement après avoi
terminé mes notes.

———

Je veux faire connoître ma manière de voir sur l[e]
phénomène que je viens de décrire, avant que de[s]
idées étrangères ayent changé le point de vue sou[s]
je l'ai aperçu jusqu'à présent.

Je crois que la nature seule, sans aucun secours hu[-]
main, peut guérir toutes les maladies qui attaquen[t]
le corps de l'homme, si ce corps est parfait; mai[s]
qu'elle ne peut guérir seule toutes ces maladies, si c[e]
corps est imparfait.

Je nomme un corps parfait, celui auquel ne man[-]
que aucune des parties ou des organes dont se com[-]
pose l'essence du corps humain.

Je dis que la nature peut guérir toutes les maladie[s]
dans un corps parfait, mais non qu'elle n'en peu[t]
guérir aucune dans celui qui est imparfait; l'expé[-]
rience me démentiroit.

Quoique parfait, dans ce sens, le corps humain peu[t]
être malade. D'après ma manière de voir, ce cas arriv[e]
~~~~~~

lorsqu'une substance étrangère y pénètre ; n'appar-
tenant point à son organisation elle y cause du désordre ; comme un grain de poussière tombé dans
les ressorts d'une montre en entrave les mouvemens :
ou bien lorsque ces parties éprouvant un léger changement dans leurs rapports mutuels, cessent d'agir avec
régularité les unes sur les autres. Ces deux sortes de
maladies ne naissent que de causes étrangères ; il est
impossible qu'elles soient occasionnées par l'action
de la vie : celle ci conduit à la vieillesse, à la mort,
mais non à l'état de maladie.

La nature ne peut guérir seule toutes les maladies
que dans un corps parfait ; mais elle en peut guérir
beaucoup dans un corps imparfait.

Le désordre causé par une substance étrangère, l'ir-
régularité produite par un changement dans les rapports mutuels, qui peuvent naître dans le corps humain par des causes étrangères, sont de beaucoup
de sortes. La nature a des moyens de les guérir tous ;
elle proportionne ces moyens avec la nature du mal
à réparer. Le plus grand, le plus puissant, le dernier des moyens qu'elle emploie pour la guérison,
est celui du magnétisme animal développé par elle-
même.

Le magnétisme animal est l'exaltation de l'instinct
humain, et le sommeil de la raison.

Deux choses sont nécessaires pour que la nature
emploie ce moyen : 1°. la maladie doit ne pouvoir
être guérie par aucun autre agent. La preuve en est
dans ce que la nature n'emploie jamais un moyen
plus grand que le but qu'elle veut atteindre. Le magnétisme est le plus puissant des agens, puisqu'il

détruit momentanément l'organisation humain
2°. Pour qu'elle développe dans un corps le magné
tisme sans le secours de l'art, il faut que ce cor
soit parfait, car elle n'emploie pour parvenir à s
but que l'objet qui y est le plus propre, et si ce cor
n'est point parfait, il ne peut être l'instrument de
cure la plus importante et la plus difficile.

La maladie de Julie offroit les circonstances da
lesquelles la nature doit et peut employer le magné
tisme.

Elle le devoit, car cette maladie étoit, je n'
doute pas, la mélancolie ; elle le pouvoit, c
elle trouvoit un corps plein de forces, dans la fle
de la jeunesse, et dont tous les organes étoient pa
faitement réguliers (1).

Sans parler de la fraicheur de son teint, du v
coloris de ses joues et de l'éclat de ses yeux, un i
cident assez singulier prouve encore quelle vigue
et quelle perfection avoit le corps de notre fil

---

(1) Je crois que cette maladie étoit de la nature de cell
que j'ai décrites d'abord, un désordre causé par une substan
étrangère. Je soupçonne que cette substance étrangère ét
dans le cerveau de la malade; je le présume parce que da
les premiers instans de son délire, elle répétoit souvent : M
cœur est bon, mais quelque chose est dans ma tête, cela b
cela pèse. Mon cerveau a besoin d'être entièrement retour
Elle répéta plusieurs fois les mêmes mots dans son somm
magnétique ; et cette obstination dont elle ne pouvoit se re
dre maitresse, cessa tout-à-fait du moment de sa guérison.

adoptive : elle se fit arracher une dent gâtée, et peu de semaines après la nature lui en donna une nouvelle : il est très-rare à son âge de voir une dent perdue remplacée par une autre.

La nature voulut donc guérir la maladie de notre chère Julie, qui, à la vérité, ne s'étoit pas encore entièrement développée, mais qu'elle voyoit prête à le faire (1). Elle voulut sauver ce corps, et trouva

---

(1) Très-certainement la nature veut souvent employer le magnétisme à la guérison du délire, de la mélancolie, et de toutes les maladies des nerfs et du cerveau, mais les ordres qu'elle donne par la bouche du malade endormi du sommeil magnétique, ne sont pas respectés. On regarde comme insensé ce malade, qui est dans la plus belle voie de sa guérison ; on n'exécute point ce qu'il ordonne, et il devient totalement fou. La crise ne revient jamais. Ceci m'explique ce que, dans mes nombreux voyages, j'ai souvent vu et entendu dans des hôpitaux de fous, car mon penchant me portoit à m'entretenir avec eux.

A Brunswic même j'entrepris de guérir une jeune dame malade d'esprit, dont les idées étoient toutes fixées sur un seul objet. J'employai mille moyens pour la distraire ; je la retirai même chez moi, et je trouvai très-extraordinaire la manière précise avec laquelle elle indiquoit comment il falloit la traiter. Je suis maintenant persuadé qu'elle étoit dans un état magnétique, et pouvoit être guérie..... Elle est devenue folle, et l'est encore. Je crois aussi que les observations suivantes méritent quelque attention. Je pense que des hommes bien sains tombent souvent dans un état magnétique au moment qui joint le sommeil au réveil. Dans ce court instant, ainsi que certains animaux, ils voyent par instinct dans l'avenir. Moi-même je

nécessaire d'employer le plus grand, le dernier moyen, le magnétisme. Quelle merveille que la manière dont elle prépara la crise magnétique!.... Sa première préparation me paroît être que depuis plusieurs années la malade, sans pouvoir s'en expliquer la cause, avoit une tension particulière à mettre un busc d'acier dans son corset. Sitôt qu'elle le changeoit contre un de baleine, (ce qu'elle faisoit souvent à la sollicitation de mon épouse) elle se trouvoit mal à son aise. Qui sait quel fluide électrique, magnétique, galvanique, ou tout autre inconnu, naissoit de ce mé-

---

suis tombé au moins deux fois dans cet état. La première fois ce fut il y a environ huit ans, je croyois rêver; dans mon songe je me trouvois à Bardorf, dans la maison de la famille Oyenhausen ; toujours dans mon songe je crus entrer dans une cour entourée de bâtimens gothiques; je montai un escalier, une foule d'enfans vint audevant de moi; j'en pris un entre mes bras et l'embrassai ; malheureusement le pied me glissa, je tombai, et l'enfant se fendit le crâne sur les marches de pierre. Je n'avois jamais été à Bardorf, et je ne pensois nullement à y aller, quoique je connusse la famille Oyenhausen. Le même jour, assez matin, je fis une visite à mon beau-frère, qui demeuroit à Lauingen, qui est à deux milles et demi de Brunswick, où j'habitois alors. A peine fus-je descendu de voiture, que mon beau-frère me témoigna l'embarras où le jettoit mon arrivée; il étoit invité à se rendre à Bardorf (à deux milles et demi de Lauingen) chez la famille d'Oyenhausen. Il me persuada de l'accompagner. Je reconnus les bâtimens gothiques, l'escalier, l'enfant, et je me gardai bien de le toucher.... La deuxième fois fut à-peu-près semblable à celle-ci.

tal placé dans l'atmosphère du corps humain ? Cet instinct et ses suites étoient ou un moyen, ou une préparation nécessaire à la crise magnétique. Si c'étoit un moyen, il étoit encore insuffisant, et la nature devoit en ajouter d'autres pour parvenir à la guérison. Si c'étoit une préparation, c'en étoit le premier degré. Combien sont merveilleuses les autres préparations que j'ai si imparfaitement décrites dans mon récit ! Enfin la nature parvint jusqu'à la crise. Elle mit pendant quatorze jours la malade dans un sommeil magnétique qui avoit ses divisions, dont les derniers étoient parfaitement semblables à l'état naturel, mais que je reconnois maintenant pour ce qu'elles étoient, quoique dans mes notes je les ai désignées du nom d'état naturel. (Toucher à ces notes et y changer un seul mot, me sembleroit un attentat contre les sciences.) Pendant ces quatorze jours la malade étoit dans l'état d'un animal *parfait;* elle n'avoit point de raison, mais de l'instinct qui prenoit la forme de la raison et de la volonté, mais n'en étoit pas. Cet instinct les équivaloit et au-delà. Comme la cigogne parcourt la mer sans compas; comme l'hirondelle se bâtit un nid sans qu'on le lui ait appris; comme la poule craint l'oiseau de proie dont elle n'a jamais ressenti le pouvoir; comme la jeune chèvre, nouvellement née, sait distinguer les herbes salutaires de celles qui lui seroient nuisibles; comme l'araignée prévoit long-temps à l'avance les changemens de temps : de même la malade connoissoit, uniquement par instinct, non-seulement ce qui étoit utile à sa guérison, mais aussi, quoique dans des bornes étroites, le passé, le présent et l'avenir; elle étoit

en extase. Je n'ai pas rapporté la quatrième par
tie de ce qu'elle annonça à l'avance, et qui de
voit se passer hors d'elle-même, comme les mo
mens où l'on devoit venir la voir, ou l'inviter à sor
tir, et qu'elle indiquoit avec beaucoup de précision
Cet instinct étoit-il autre que celui de la fourmi don
les provisions sont toujours en proportion de l'hive
qui doit suivre? Je ne le pense pas; et je trouve l
phénomène, dont le sort m'a trouvé digne d'être té
moin, tout aussi extraordinaire, tout aussi incom
préhensible que ceux qui frappent tous les jours le
regards d'un million de spectateurs. La malade jouis
soit donc d'un instinct libre, et nullement con
traint par la raison, lorsqu'elle indiquoit non-seule
ment le moyen, mais encore l'instant où il falloi
l'employer, et combien son état dureroit (1). Ce

---

(1) Je n'aurois peut-être pas écrit ceci, si j'avois lu plutôt ce qu
dit Ocken du Mesmérisme dans ses *Instructions sur la philoso*
phie de la nature, t. III, p. 150. Je le laisse subsister comme u
recueil fait par un observateur attentif des phénomènes de l
nature, mais qui n'est point parfaitement initié dans la science
de la physique. Toutes foibles que sont ces remarques, elle
auront quelqu'intérêt pour les savans. Si j'avance que ma malade
pendant son sommeil magnétique, ne jouissoit pas de sa rai
son, qu'elle obéissoit à un instinct, et qu'elle en étoit bien dirigée
parce qu'il n'étoit corrompu par aucun raisonnement, Ocken
dit : « Dans le Mesmérisme, l'instinct animal monte au plus hau
« degré admissible dans ce monde. *Le clairvoyant* est don
« un pur animal, sans aucun mélange matériel; ses opération
« sont celles d'un esprit. Il est semblable à Dieu; son regar

moyens étoient fort simples ; cependant leurs effets devoient être d'autant plus certains que jamais la malade ne les avoit employés, ou du moins très-rarement. Jamais elle n'avoit pris le vin et le café comme boisson ordinaire ; (elle avoit au contraire une répu-

« pénètre tous les secrets de la nature. Si son attention se fixe
« sur des objets de ce monde, sur sa maladie, sa mort, sa bien-
« aimée, ses amis, ses parens, ses ennemis ; en esprit, il les
« voit agir, il pénètre les causes et les suites de leurs actions,
« il devient médecin, prophète, devin. Un semblable état de
« spiritualité et de pure animalité, est celui des saints. »

(Bien certainement si notre malade étoit née il y a quinze cents ans, elle auroit été canonisée ; mais il y a cent cinquante ans, elle auroit été. . . . brûlée.)

Ce qui contredit un peu ma théorie est d'abord le sentiment de décence de la malade, dans son état magnétique, qui ne permit pas que nous l'interrogeassions sur des effets naturels, sur lesquels sa pudeur lui défendoit de nous répondre ; ensuite son invincible penchant à la reconnoissance, et à payer nos soins en s'efforçant de guérir nos maladies.... Ces considérations feroient plutôt admettre l'état d'une essence supérieure (avec Ocken) que mon système d'animalité..... Mais j'entends par là l'animal et non la bête. Si j'ôte la raison à ma malade , je lui laisse et au plus haut point toutes les propriétés de l'essence de l'homme , sous le nom d'instinct affranchi des lois de la volonté. Si la reconnoissance et la pudeur sont de l'essence de l'homme, comme la soif du sang l'est de celle du tigre, comme la fausseté l'est de celle du chat ; rien n'empêche de convenir qu'on peut être décent et reconnoissant par instinct indépendant de sa volonté. Gall ne contrediroit pas cette assertion.

gnance marquée pour ces boissons, et cette répugnance étoit encore une des préparations de la nature). Je ne crois pas trop dire en affirmant que dans toute une année elle ne prenoit pas trois tasses de café, et cinq verres de vin. Peut-être n'avoit-elle jamais bu du thé de camomille, du moins depuis qu'elle étoit notre fille adoptive, nous n'avions jamais pu l'engager à en prendre. Peut-être dans sa vie elle n'avoit pas pris trois ou quatre fois des glacés. Elle choisit donc des moyens très-puissans, et cependant très-connus. Mais la foule de métaux qu'elle fit servir à sa guérison !.... L'or, l'argent, l'étain, le fer; puis outre les métaux le verre (1)! Combien pouvoit être différent et inattendu le cours des fluides magnétique, électrique et galvanique que la nature l'engageoit à employer ! Souvent je la vis avec surprise éprouver du bout du doigt les extrémités de la fourchette d'argent qu'elle employoit, (afin de connoître ses poles) et la changer de position après l'avoir posée sur une lame de couteau. Quelle singularité aussi dans son action de mettre un anneau d'or entre ses dents !.... Une autre fois elle écartoit d'elle avec précaution, tout le fer qui s'en trouvoit trop prés, même les épingles à friser.... Et qui faisoit toutes ces choses? Une jeune fille, qui jamais n'entendit prononcer le mot magnétisme, qu'au moment où il s'empara d'elle, et qui n'avoit pas la plus légère connoissance des principes de la physique.

Elle nous offrit donc en elle l'exemple des merveilles que nous admirons avec étonnement dans l'a-

____

(1) Dont elle se servoit pour isoler ces métaux.

imal. La nature pouvoit encore employer ici comme
évier, un moyen que ne lui offre point l'animal ,
c'est la piété naturelle à l'homme. Je crois pouvoir
avancer que cette piété est aussi une propriété de
l'essence humaine, car on la trouve chez les peuples
même les plus sauvages. Lorsque la nature eut épuisé
tous les autres moyens, lorsque la crise terrible du
mercredi à cinq heures, arriva, et que la cure, arrê-
tée avant le terme , ne put être terminée, elle employa le dernier, le plus fort lévier.... la prière !.....
Avec quelle ardeur prioit la malade ! Ce moyen ,
quoiqu'indiqué ici seulement par l'instinct, ne peut,
dans l'animal, venir à l'aide de la nature.

Le lecteur me trouvera sans doute plus froid ici,
que pendant la tenue de mon journal, maintenant
que le but de la nature est atteint (j'en ai la persuasion).... Je rentre chez moi, après avoir été témoin
du spectacle le plus surprenant, et j'ai eu le temps
de réfléchir sur ce que j'ai vu.... Ce sont des merveilles , mais non des merveilles surnaturelles. Loin de
moi la superstition et tout ce qui est mystique. Je
contemplai avec admiration la nature, par conséquent la divinité. Je ne rayerai rien de ce que j'ai
écrit, et je ne rougirai jamais des larmes que j'ai
versées : *Quis talia fando temperet a lacrimis ?*

Quelle merveille produisit cet anneau aujour-
d'hui, à dix heures et demie ! La crise a-t-elle eu lieu
en ce moment, ou mercredi à cinq heures ?.... Je crois
la dernière assertion, parce qu'elle a été avancée par
la malade, et que son instinct est plus instruit que

moi sur cet objet.... La manière dont l'étui devoit être construit, a été singulièrement déterminée!.... Comment cet étui peut-il agir sur l'or, maintenant qu'il ne le renferme plus ?.... je l'ignore. Je ne suis pas certain non plus que toutes ces petites précautions fussent nécessaires ici, ni que l'anneau n'eût pas produit le même effet, dans le cas où il auroit été fabriqué ici... Je ne sais rien de tout cela , mais qui auroit voulu hasarder d'en faire l'épreuve?

———

Je termine ici mes observations sur un objet que je suis loin de comprendre parfaitement ; j'ajouterai seulement que jusqu'à ce jour, je n'ai lu aucun ouvrage sur le magnétisme ; que je n'en ai conçu qu'une idée imparfaite, par des discours que j'ai entendus, ou des articles de gazettes que j'ai lus. Je veux, à l'avenir, étudier les ouvrages les plus importans sur cette science (1), mais je me hâte d'écrire ce que je pense sur cet objet, afin que mes idées soient le résultat de mes observations, et non fondées sur une théorie souvent trompeuse.... Je crois devoir ajouter, que, dès mon adolescence, j'ai été porté par instinct à épier les secrets de la nature; et que souvent j'ai entendu présenter, comme neuves, des vues et des théories, qu'intérieurement j'avois examinées depuis long-temps, et que j'avois admises ou rejetées.

Les témoins du fait que je viens de décrire, mais seulement à différentes époques, furent les médecins, MM. Marcard, Köler et Schmidt; mon

———

(1) Le plus instructif de tous est l'*Histoire critique du magnétisme animal*, par M. *Deleuze*, Paris 1813, 2 vol. in-8°.

ami Blumenbach ; mon frère, et presque continuellement mademoiselle Helmke, amie de la malade (1). Je ne parle point de mon épouse, qui ne quitta pas un instant sa fille adoptive, et aux soins de laquelle celle-ci doit particulièrement sa guérison. Je ne pense pas que personne refuse de croire à mon serment, de n'avoir dit que l'exacte vérité dans mon récit ; je ne me fusse pas abaissé jusqu'à faire ce serment, si je n'avois pensé que pour l'avantage des sciences, c'est un devoir d'ajouter à ce récit tout ce qui peut en rendre l'exactitude authentique et incontestable.

Ecrit à Celle, le 17 janvier 1813.

P. S. Je crois devoir ajouter ici ce qui se passa de remarquable depuis le 17 jusqu'au 25 janvier, jour auquel Julie avoit prédit que se perdroit en elle la dernière trace de magnétisme.

Ecrit le 24 janvier.

Le 18 et 19 janvier, chaque fois que du bout du doigt où étoit son anneau, elle se frottoit le sourcil, elle éprouvoit une douleur passagère, qui, d'après sa description, étoit semblable à celle que cause une étincelle électrique.... J'éprouvai la même sensation, lorsqu'avec le même doigt elle me frottoit au même endroit.

Le 19, je voulus essayer si dans ce cas son doigt

______

(1) Qu'elle me permette de lui offrir publiquement mes remercimens ; nous lui devons beaucoup.

laissoit jaillir du feu, mais je ne pus rendre assez obscure la chambre dans laquelle j'essayai de faire cette épreuve; et le soir, le doigt avoit perdu cette propriété.

Le 20 janvier, mon épouse tomba sérieusement malade. Julie qui crut, avec raison, que les soins multipliés, que mon épouse lui avoit prodigués, étoient cause de sa maladie, par l'excès de fatigue qu'elle en avoit éprouvé, Julie s'affligea tellement de l'état où elle la vit, que si elle n'avoit été bien guérie, elle seroit, sans doute, tombée dans les plus fortes convulsions. Elle devint morne et silencieuse, et l'empreinte de la plus profonde tristesse se peignit sur tous ses traits. Elle fut dans le même état pendant le diner. Je l'observois avec inquiétude, et je vis tout-à-coup ses pupilles s'élargir si prodigieusement, que je crus un instant que le globe de ses yeux tournoit sur son axe. Cela dura quelques secondes. Je lui demandai aussitôt si, dans ce moment, elle n'avoit rien vu? Elle m'avoua qu'elle venoit d'avoir connoissance d'une petite partie de ce qui s'étoit passé dans sa maladie, mais que ce regard sur le passé s'étoit aussitôt évanoui.... Ainsi elle ne se souvenoit plus de sa *vie magnétique*, mais elle savoit que, pendant quatre ou cinq secondes, elle en avoit eu un léger souvenir.

Le 22, la maladie de mon épouse devint plus inquiétante, elle souffroit extraordinairement dans la tête et dans le dos; ces douleurs étoient de nature nerveuse et rhumatismale.

Julie en étoit très-affligée. Je crois que, sachant intérieurement avoir jusqu'au 25, un reste de forces magnétiques, elle essaya si, par cette propriété, elle ne pourroit pas soulager mon épouse. En effet, jusqu'au 25 inclusivement, elle put rentrer dans le demi sommeil magnétique, pendant lequel elle pouvoit s'interroger elle-même, en employant le procédé suivant : Elle frottoit fortement son anneau ; ensuite avec cet anneau, elle se traçoit des lignes sur le front, les sourcils, le nez et le menton ; puis elle mettoit le doigt qui le portoit, dans un verre d'eau, l'y tenoit cinq minutes, et buvoit cette eau. Aussitôt cette cérémonie terminée, elle tomboit dans le demi sommeil, mais il lui étoit impossible d'aller jusqu'à ce sommeil complet, pendant lequel on pouvoit l'interroger. Elle en voulut renouveler l'épreuve, je le lui défendis expressément.... Cependant je ne doute pas qu'elle n'ait encore essayé de le faire, car elle m'indiqua avec précision le 24, comme jour où mon épouse seroit guérie ; ce qui arriva en effet, à un peu de foiblesse près qui lui restoit encore. Elle nous dit avoir appris, par une voix intérieure, cette propriété de son anneau.

Ecrit le 1er janvier.

Ce jour étoit depuis long-temps annoncé par Julie, devoir être celui où elle perdroit la dernière trace de propriété magnétique. Elle fut, s'il est possible, plus contente, plus gaie pendant tout ce jour, qu'elle ne l'avoit été dans celui où elle m'avoit annoncé la guérison de mon épouse. Mais elle parut ne pas vouloir se séparer de cette propriété magnétique sans en prendre congé, et elle annonça à mon épouse qu'il falloit indispensablement qu'elle s'assît à ses côtés depuis quatre heures jusqu'à cinq, afin qu'elle pût consulter son pouls quatre fois, chaque fois pendant cinq minutes. Je présume, ou plutôt je suis certain, que par reconnoissance elle vouloit se mettre dans cet état, afin d'essayer si elle ne réussiroit point à trouver un moyen de guérir mon épouse de l'indisposition dont elle étoit affligée depuis plusieurs années. Afin d'être certaine que nous ne la contrarierions pas dans ses projets, elle nous assura que ce demi-sommeil magnétique, qu'elle vouloit provoquer, lui étoit encore nécessaire, et qu'elle devoit perdre, à minuit précis, la propriété d'y rentrer. Nous souffrîmes ce que nous n'osâmes pas empêcher.

A quatre heures, elle s'assit dans un fauteuil, à côté du sofa sur lequel étoit mon épouse. Elle commença aussitôt à frotter l'index de sa main gauche, par le moyen de l'anneau qui est assez large pour qu'elle puisse le promener rapidement le long du doigt. Ensuite et avec cet anneau, elle se frotta le front, les sourcils, le nez et le menton, puis elle tint le doigt roide et droit sur son front (1). Alors elle entra dans son demi sommeil. Ses yeux étoient totalement fermés. Elle ne dit pas un mot, et nous l'imitâmes. Depuis la quinzième minute jusqu'à la vingtième, elle consulta avec attention le pouls de mon épouse, et lui frotta la main. Elle recommença depuis la trentième jusqu'à la trente-cinquième. A la quarantième, elle demanda par signe un verre d'eau ; elle y mit le doigt

______

(1) Il me paroît vraisemblable que pendant cette expérience elle étoit déjà dans l'état magnétique, du moins elle ne se souvint plus de tout cela.

qui portoit l'anneau, et l'y tint pendant cinq minutes; elle but la moitié de cette eau, et me fit signe de boire l'autre moitié, puis de prendre de ma main gauche la main droite de mon épouse; enfin elle mit celle des siennes où étoit l'anneau, sur les nôtres. Depuis la quarante-cinquième minute jusqu'à la cinquantième, et depuis la soixantième jusqu'à la soixante-cinquième, elle consulta de nouveau le pouls de mon épouse.

Pendant ce demi-sommeil, ses nerfs étoient extrêmement irritables, et le moindre bruit lui causoit une vive émotion.

Environ vers la cinquante-huitième minute, elle dit les mots suivans, les seuls qu'elle prononça :

Quelles étincelles jaillissent de mon doigt! Vous ne pouvez les voir! Elles brillent comme de petites étoiles! C'est la dernière ombre de ma force qui m'abandonne.

Peu après : Comme cet anneau brûle! (Un plus petit que celui que je lui avois fait faire et qu'elle portoit au même doigt.) Il brûle comme du feu! Cela vient de ce que l'or, au lieu d'être pur, est allié de cuivre. Elle le retira, et le tordit jusqu'à ce qu'il se rompît.

A cinq heures cinq minutes, elle s'éveilla, et nous assura que pour minuit une grande joie lui étoit préparée, parce que la dernière ombre de propriété magnétique la quitteroit.

Elle passa toute la soirée au bal, et y dansa jusqu'après minuit.

CONCLUSION.

Depuis la nuit du 25 janvier, toute trace de m
gnétisme est disparue chez Julie : elle est redevenu
une personne ordinaire, toute propriété extraord
naire lui est ravie, et pour toujours (1), si, comm
je n'en doute pas, on doit ajouter foi à ses proph
ties. Elle a annoncé que, même par le secours
l'art, on ne pourroit plus la faire entrer dans le son
meil magnétique. Je dois cependant ajouter ic
qu'un jour, peu avant sa guérison, elle me fit ente
dre, quoique d'une manière obscure, que si elle r
tomboit dans une maladie grave, elle pourroit, p
le secours de son anneau, se reporter dans le son
meil magnétique; c'est ainsi au moins que je com
pris ce qu'elle me dit sur la vertu d'un anneau d'o
porté à l'index de sa main gauche.

Ceux qui ont connu Julie autrefois, peuvent seu
juger de l'étonnant changement qui s'est fait
elle depuis ce grand événement; son penchant à
mélancolie et à l'obstination est entièrement dispar
Elle est plus gaie que jamais, et bénit souvent les qu
torze jours de sa vie, pendant lesquels s'est opéré
grand œuvre de sa guérison parfaite.

Le 24 février 1813.

---

(1) Je ne sais si je dois compter dans ce nombre l'horre
qu'elle avoit des chats dont elle apercevoit la présence sans
voir. Cette sensibilité a aussi entièrement cessé.

FRAGMENS D'OBSERVATIONS

Sur l'état de maladie de demoiselle JULIE ***.

**Par le Docteur F. L. A. KÖLER, médecin de la Cour,
à Celle.**

Comme médecin de la famille de monsieur le président *de Strombeck*, je fis, dans les mois d'octobre ou novembre de l'année 1810, connoissance avec
la jeune dame dont la maladie est le sujet de ces
feuilles. Sa jeunesse, sa force, la gracieuse et parfaite
structure de toutes les parties de son corps, sa fraîcheur, le brillant coloris de son teint ne me laissoient
pas présumer qu'elle me donneroit aussitôt l'occasion
de faire sur elle des observations médicales de la plus
haute importance. Je la considérois comme une de
ces personnes heureuses, qui, *douées d'une grande
force vitale et d'une robuste santé*, peuvent se féli-
citer du parfait équilibre des différens systèmes qui
composent leur corps, et de l'harmonique activité de
leurs forces. A cette époque je n'aurois pas cru que
cette jeune demoiselle seroit bientôt tourmentée par
des spasmes et des attaques de nerfs. Dans l'hiver de
l'année 1810 à 1811, je vis, à cause d'une forte indisposition de madame de Strombeck, presque tous les
jours mademoiselle Julie, et mon opinion sur l'ex-

10

cellence de sa santé se confirma de plus en plus. Cependant dès le printemps suivant (1811) on me consulta plusieurs fois sur des spasmes dont elle eut quelques attaques. La multiplicité de mes occupations ne me permit pas de tenir un journal de mes observations ; on étoit d'ailleurs loin de s'attendre alors que la maladie de cette demoiselle prendroit un tour aussi extraordinaire ; je ne puis donc décrire avec exactitude ce qu'elle éprouva à cette époque, dans le commencement apparent de sa maladie.

Je me souviens cependant avec certitude que les premiers accidens sur lesquels on me consulta pour elle étoient de nature convulsive. Souvent et à différens momens du jour elle étoit attaquée de crampes et de convulsions ; alors tantôt ses yeux étoient fermés, tantôt ils étoient ouverts, mais fixes, et elle perdoit connoissance. La violence de ces mouvemens convulsifs, qui s'augmentoit tous les jours, tellement que plusieurs personnes pouvoient à peine la contenir, leur fréquence et la rapidité avec laquelle ils s'emparoient d'elle me firent craindre bientôt, que le mal ne devînt sous peu une maladie nerveuse des plus graves.

Mes recherches sur les causes de cette maladie ne me conduisirent à aucun résultat tout-à-fait satisfaisant. Le peu de connoissance que j'avois de sa famille, et de la manière dont elle avoit passé ses premières années, ne me laissoit pas la facilité d'apprendre avec certitude si ces spasmes étoient héréditaires dans sa famille, ou si déjà elle en avoit eu des attaques dans son enfance ; d'ailleurs, lorsqu'elle jouissoit de toute sa raison et de sa santé, elle ne souffroit qu'avec peine qu'on lui parlât de ses attaques, et l'on ne pouvoit la questionner qu'avec beaucoup de précaution et de ménagement.

Peu à peu cependant j'appris que ses règles étoient désordonnées et avoient même cessé depuis quelque temps. On me fit observer aussi qu'elle avoit l'habitude de serrer fortement son corset, et que malgré toutes les remontrances elle ne vouloit pas renoncer à cette habitude. Enfin je remarquai qu'elle étoit d'une extrême susceptibilité, et que la plus légère contrariété suffisoit pour l'affliger ou la fâcher.

La cessation d'un écoulement périodique si nécessaire au corps féminin, devoit nécessairement occasionner chez cette jeune personne fortement constituée, un engorgement dans le système des vaisseaux, et par conséquent une pression, une irritation et un mouvement irrégulier dans le système nerveux. La trop forte compression du corps par des cordons trop serrés devoit augmenter aussi l'inégal partage des sucs, et faire porter le sang vers la tête ; ce qu'on remarquoit en effet par le rouge foncé dont son visage se coloroit souvent. Enfin ses passions contribuoient d'autant plus facilement à lui occasionner des attaques de nerfs, que visiblement ses vaisseaux regorgeoient de sang.

Ces observations déterminèrent le mode de traitement que je résolus de suivre, mais dans l'exécution duquel j'éprouvai d'autant plus de difficultés, que la malade avoit une extrême répugnance pour les remèdes, et même pour les conseils des médecins. Il fut impossible de la déterminer à se laisser appliquer des sangsues, par le moyen desquelles j'espérois rappeler ses règles. Elle refusoit aussi presque tous les médicamens, et résistoit constamment aux observations souvent répétées de ne pas se serrer si fortement dans ses vêtemens. D'après ces circonstances je crus devoir par une saignée diminuer l'engorgement des vaisseaux, puis par le tartre et d'autres sels rafraîchissans j'essayai d'écarter les sucs de la tête et de rappeler l'écoulement naturel. (La malade avoit une antipathie insurmontable pour les clystères, si bienfaisans). Plus tard elle se décida avec confiance à prendre un vomitif, puis pendant quelques semaines du petit-lait au tamarin et des bains rafraîchissans, et ce traitement eut des suites très-heureuses. Pendant et après ses spasmes j'employai ordinairement l'ipécacuanha à petite dose, la valériane, le castoréum, le thé de feuilles d'orange, les fleurs de zinc et d'autres semblables médicamens ; mais la répugnance presque invincible de la malade pour la plus grande partie de ces remèdes, lui en rendant l'usage irrégulier, entravoit l'action de ces moyens si salutaires. Vers la fin de l'été de 1811 les spasmes convulsifs cessèrent, ou du moins devinrent plus rares et plus foibles. La demoiselle parut avoir la tête moins embarrassée, elle sembloit le plus ordinairement être gaie et bien portante, elle faisoit tous les jours ses grandes promenades accoutumées, et ne laissoit échapper aucune occasion de goûter le plaisir de la danse. Cependant il ne pouvoit échapper à un observateur attentif, que par fois ses regards étoient fixes, et qu'assez souvent elle devenoit tout-à-coup immobile et muette. Dans l'hiver de l'année 1811 à celle 1812 elle eut encore des attaques de nerfs, particulièrement après quelques contrariétés, mais qui la plupart furent de courte durée. Ses règles recommencèrent aussi à se montrer quelquefois, et je regardai cela comme un signe heureux de guérison.

Dans l'été de l'année 1812 les accidens reparurent, d'abord sous les mêmes apparences, mais ensuite et peu-à-peu ils se montrèrent sous toute une autre face; les convulsions devinrent plus rares; la malade au contraire tomboit très-facilement dans un état d'immobilité parfaite, qui quelquefois étoit accompagné de circonstances très-extraordinaires. M. de Strombeck a très-soigneusement observé ces différens états, il les a très-exactement décrits; je me bornerai donc à rapporter ce qui suit.

Souvent la malade étoit pendant des heures entières dans une immobilité absolue, tenant ses yeux fermés, sans parler, sans pouvoir être éveillée par des discours ou des attouchemens. Son pouls et les mouvemens de sa respiration indiquoient seuls qu'elle vivoit. Une des variations de cet état, c'est que quelquefois elle parloit beaucoup et vivement. Dans ce délire elle s'occupoit exclusivement de ce qui avoit fait impression sur son humeur. Vers l'automne de l'année 1812 elle joua dans un spectacle dirigé par M. de Strombeck (1). On jugea que ce spectacle

---

(1) C'étoit un opéra sérieux que j'avois écrit dix-huit ans auparavant, et dont le récitatif étoit en vers iambiques de cinq pieds. Il fut exécuté par de jeunes dames sur un théâtre de société. Julie *** y joua le principal rôle, et, par son chant et son jeu, elle réunit l'approbation universelle, quoique

l'avoit fortement occupée, car pendant long - temps dans ses accidens nerveux, soit qu'on l'interrogeât ou non, elle ne parla qu'en vers iambiques très-purs, quoiqu'auparavant elle n'eût jamais paru avoir le plus léger talent poétique. M. de Strombeck ne remarqua pas un seul vers faux dans tous ceux qu'elle prononça. Ce qui me parut fort extraordinaire, c'est que tandis que son ouie et sa vue étoient impassibles et mortes, pour ainsi dire, son odorat étoit de la plus extrême sensibilité. Lorsqu'elle étoit d'une immobilité absolue, et ne faisoit attention ni au bruit ni aux questions, elle remarquoit le plus léger changement dans les odeurs ; elle aimoit celles qui étoient douces ; un air de contentement et de sérénité se répandoit sur tous ses traits, et souvent même elle laissoit échapper ces mots : Délicieux! céleste! lorsqu'on lui présentoit une rose ; au contraire sa figure exprimoit sa répugnance et le dégoût lorsque, dans la chambre voisine, on débouchoit une phiole à médicamens d'une odeur forte ; comme par exemple l'essence de castoréum.

Quelquefois on pouvoit s'entretenir avec la malade pendant son délire ; elle répondoit naturellement et sans contrainte. Pendant ce délire quelquefois aussi elle ouvroit les yeux; mais son regard fixe, son absence totale d'attention sur les objets environnans, et ce qu'elle disoit indiquoient clairement qu'elle n'étoit point éveillée. Quelquefois encore on pouvoit la

---

dans toute sa vie elle n'eût peut-être pas vu cinq fois exécuter des opéras. *Note de M. de Strombeck.*

tirer de ce sommeil en lui frottant les bras, le cou, ou le bout de l'oreille; alors son regard aimable et naturel, les salutations qu'elle adressoit aux personnes qui l'environnoient déjà depuis long-temps, et le tour tout autre de sa conversation prouvoient qu'elle se réveilloit.

Ces différens états s'enchaînoient et se succédoient régulièrement, tantôt dans un court espace de temps, tantôt dans un plus long. La malade, lorsqu'elle étoit éveillée, ne se souvenoit de rien de ce qu'elle avoit fait et dit pendant son délire; mais elle s'en ressouvenoit parfaitement lorsqu'elle retomboit dans le délire semblable. Chacun de ces différens états n'avoit nul rapport avec les autres, mais en avoit un parfait avec le semblable qui le précédoit ou qui le suivoit. Son délire étoit donc totalement différent du délire ordinaire des malades.

Pendant l'été de l'année 1812, la malade eut plusieurs périodes de huit jours ou environ, pendant lesquels tous ces états se succédoient presque continuellement. Du reste, on n'apercevoit aucun changement remarquable dans sa constitution corporelle. Ses couleurs, son appétit, ses forces étoient ordinaires; si quelquefois après ses évanouissemens elle paroissoit un peu fatiguée, elle se remettoit cependant très-promptement, et souvent, même dans les jours où elle avoit eu plusieurs attaques, elle faisoit de très-grandes promenades sans éprouver de fatigue. A cette époque, ses menstrues, autant que je pus l'apprendre, reparurent régulièrement.

Pendant cet été de 1812 mon traitement se borna presque à faire prendre des bains à la malade, car il étoit impossible de la déterminer à faire usage des médicamens; même les prières instantes et réitérées de M. de Strombeck et de son épouse, qui lui prodiguoient les soins les plus tendres, ne purent vaincre sa répugnance sur cet objet. Je conçus un moment l'idée d'essayer si les secours du magnétisme ne me seroient point utiles dans cette circonstance, puisque l'état de la jeune dame approchoit déjà de celui d'une personne magnétisée; mais plusieurs causes me firent rejeter cette idée; la plus importante fut que la malade étant d'une bonne constitution, les forces de la nature secondées d'un sage régime de vie, d'une existence tranquille à la campagne, et d'une diète prudente, suffiroient pour amener la guérison (1).

Dans l'automne de 1812 les accidens de la malade furent plus rares et plus foibles; du moins la plupart du temps elle répondoit à mes questions, qu'elle se portoit bien.

L'état extraordinaire dans lequel elle tomba au mois de janvier 1813, a été très-exactement observé et décrit par M. de Strombeck; je ne me permettrai donc que quelques observations sur cet état.

1°. Il étoit visiblement tout-à-fait semblable à celui d'une personne attaquée d'une maladie de nerf et qu'on a magnétisée, et il est très-extraordinaire qu'un tel état soit né de lui-même, se soit soutenu, et ait

____

(1) Cependant, autant que je puis m'en souvenir, il ne fut pas question de magnétisme en présence de la malade. *Note de M. de Strombeck.*

fini aussi promptement en amenant un dénouement heureux, et cela chez une jeune fille qui n'avoit jamais été magnétisée.

2°. Quoique malheureusement je n'aie pas vu la malade le jour où à onze heures elle eut les convulsions violentes qu'elle même avoit annoncées, et dont on me rendit compte avec exactitude dès le lendemain matin, cependant, avant et après, je l'ai trop souvent et trop scrupuleusement examinée pour avoir pu être abusé.

3°. Tout ce que la malade prédit pendant son sommeil quasi magnétique, sur son propre état et les changemens qu'il devoit éprouver, arriva toujours *ponctuellement et à la minute*. La précision et la vérité de ses réponses à toutes les questions souvent répétées sur les instans où commenceroient ses évanouissemens, où elle éprouveroit des convulsions, où elle se réveilleroit, sont aussi étonnantes qu'extraordinaires. Des symptômes évidens, scrupuleusement observés par moi et par plusieurs médecins, prouvoient, de manière à ne pas nous laisser le doute le plus léger, que ses évanouissemens étoient réels, et que nous n'étions la dupe d'aucune *grimace ni d'aucune jonglerie*.

4°. Ce que pendant son sommeil magnétique la malade répondit sur l'état passé, présent ou futur d'autres personnes, ou sur la disposition d'autres corps, s'est le plus ordinairement trouvé vrai. Si même ces réponses étoient fondées sur ce qu'elle avoit entendu dire auparavant, ou sur quelques-unes de ses propres observations, *sa clairvoyance* n'en demeure pas moins très-remarquable. Dans quelques points seulement elle a commis de légères erreurs.

5°. Aujourd'hui 5 février, la demoiselle se porte très-bien; ses forces sont dans un équilibre parfait, et son corps fait toutes ses fonctions avec la plus grande régularité. Elle est gaie, vive, aimable; elle se livre avec goût à toutes ses occupations', et l'on ne remarque plus dans son regard cette immobilité, ni sur ses traits cette teinte de mélancolie que l'on y apercevoit auparavant. Son extrême susceptibilité me paroit aussi sensiblement diminuée ; il s'est donc fait en elle, sous tous les rapports, des changemens très-agréables pour elle-même et ses amis. Je crois aussi fermement qu'elle conservera sa santé, à moins qu'un événement imprévu n'agisse trop puissamment sur son système nerveux.

Celle, le 5 février 1815.

F. L. A. Köler, *médecin de la Cour.*

OBSERVATIONS

De M. le docteur MARCARD, *conseiller intime ;*
et médecin des eaux de Pyrmont (1).

Le lundi 11 janvier 1813. — Ecrit le même soir.

On me fit savoir que mademoiselle Julie *** tomberoit à deux heures trois quarts dans le sommeil
magnétique. Je me rendis près d'elle à cet instant
précis, et déjà elle étoit endormie, à demi-couchée
dans le coin d'un sofa ; elle avoit l'air un peu égarée.
Ses yeux, ordinairement fermés en pareil état, étoient

---

(1) Je me félicite beaucoup du bonheur d'avoir eu M. le
conseiller intime Marcard pour témoin du phénomène que j'ai
décrit, du moins pendant trois sommeils magnétiques de la
malade. Le regard perçant et exercé de cet habile médecin, et
les doutes qu'il avoit sur la réalité du magnétisme animal, le
rendoient un observateur tel qu'on pouvoit le désirer. Je regrette infiniment que plusieurs circonstances (dont la princi-
pale est que la malade ne vouloit aucun témoin de ses accidens) m'ayent empêché d'inviter le docteur Marcard dès les
premiers jours pendant lesquels les propriétés magnétiques
de Julie se montroient dans leur plus grande force. Les sciences
y ont beaucoup perdu. *Note de M. de Strombeck.*

ouverts, fixes, mais pas toujours dirigés tous les deux sur le même objet; ils louchoient un peu; les pupilles en étoient extraordinairement épanouies, et les paupières ne faisoient presque pas de mouvement. Lorsqu'on ne lui parloit pas, elle ne disoit rien, ou rarement quelques mots; lorsqu'on lui parloit, ou qu'on l'interrogeoit, elle répondoit à tout; elle savoit qui étoit dans la chambre; elle remarquoit tout ce qu'on y faisoit, quoiqu'elle ne regardât rien. Chaque fois qu'elle changeoit sa tête de côté, elle desiroit que son amie, qui étoit assise à côté d'elle, frappât légèrement, avec la paume de la main, le côté de sa tête qu'elle venoit de relever; elle assuroit que cela lui faisoit du bien. Quelquefois aussi, il falloit lui frotter les tempes avec un peu d'eau de Cologne. Elle montroit une forte répugnance à laisser approcher d'elle toute sorte de métaux. Par hasard, on parla de la défense qu'elle avoit faite de la toucher avec une clef (comme déjà cela étoit arrivé) le mercredi 13 janvier prochain, jour très-critique, pendant lequel elle avoit prédit devoir éprouver la plus violente et la dernière attaque de ses convulsions; ce seul mot de clef fit sur elle une telle impression, qu'elle se souleva plusieurs fois, son visage se colora, et de la main elle se frotta le front et les yeux avec les signes d'une vive anxiété. Peu de temps après, le docteur Schmidt, médecin de la cour, voulut consulter ses pouls; elle lui dit vivement: « Retire ta main, tu y portes deux bagues ». Elle même en avoit une au doigt, mais elle assuroit qu'elle ne lui faisoit aucun effet. Elle ne voyoit point avec les yeux, leur fixité le prouvoit aisément, mais elle montroit la partie inférieure de sa poitrine, et disoit : « Ici on me montre tout ». Elle ne voyoit ni aussi distinctement, ni dans un aussi grand rayon que, pendant les premiers jours de son état. Lorsque ses yeux étoient fermés, elle voyoit mieux, à ce qu'elle disoit.

Je pris une lorgnette pour examiner une gravure qui se trouvoit dans la chambre, ensuite je la dirigeai sur la malade, cela parut lui déplaire, car peu après, elle demanda : « Cette lorgnette est-elle assez bonne pour laisser voir tout ce qui se passe en moi » ?

Elle confirma tous les ordres qu'elle avoit donnés pour le mercredi suivant, elle en recommanda fortement l'exécution, en observant que si l'on y manquoit, son mal ne cesseroit pas ce jour-là. Peu de temps après mon arrivée, un domestique entra, et dit bas à son maître quelques mots que je ne compris pas : il me sembla seulement qu'il annonçoit quelqu'un. Sitôt qu'il fut sorti, M. de Strombeck demanda à la malade : Qui est dans la chambre voisine ? « Elle répondit : Le docteur Schmidt, médecin de la cour ». De quelle couleur est son habit ? « Bleu ». Il n'étoit point encore venu de la journée. Un instant après être entré, il tira sa montre. M. de Strombeck demanda encore à Julie : Quelle heure est-il à la montre du docteur Schmidt ? Elle réfléchit un moment ; elle ne pouvoit voir la montre, dont l'aiguille des secondes et des minutes est très-petite, et court dans un cercle très-resserré. Tout-à-coup elle dit : « Il est trois heures vingt-neuf minutes ». Cette réponse étoit parfaitement juste, et la montre n'étoit d'accord avec aucunes de celles qui étoient dans la

chambre, car les unes avançoient et les autres retar-
doient.

Avant, elle avoit indiqué, avec la même précision,
l'heure que marquoit la montre de M. de Strombeck.
Ensuite on la questionna encore sur le même objet,
mais elle se trompa de quelques minutes ; elle parut
fatiguée, elle répondoit plus lentement, son ton étoit
moins animé, moins emphatique qu'au commencement de son somnambulisme.

Je fus obligé de sortir avant la fin du paroxysme.

Mardi 12 *janvier* 1813 *; écrit le même soir.*

J'arrivai un peu avant trois heures de l'après-midi.
Dans son sommeil du matin, Julie avoit annoncé
qu'elle s'endormiroit à deux heures cinquante minutes ; elle avoit prédit juste, et lorsque j'entrai,
elle étoit endormie. A deux heures trois quarts, elle
s'étoit levée de table ; ses yeux étoient fermés, elle
avoit erré comme une somnambule ; un peu avant
cinquante minutes elle s'étoit approchée du canapé,
avoit tiré de dessous et avec le pied, un tabouret,
étoit montée dessus , s'étoit retournée. A cinquante
minutes précises, elle s'étoit laissée tomber de sa hau-
teur sur ce canapé, et son sommeil magnétique et
sa clairvoyance avoient commencé.

Le président l'avoit quittée ; elle dit à madame de
Strombeck : « Pourquoi M. de Strombeck est-il monté
dans son cabinet, et écrit-il quelque chose relatif à
moi »? Cela étoit vrai, il notoit la vision qu'elle avoit
eue à table, et la conduite que l'on devoit tenir dans
son état futur.

Il étoit environ trois heures un quart lorsque nous descendîmes. De même qu'hier elle étoit pâle, elle avoit l'air un peu égaré, ses yeux étoient ouverts, fixes, la pupille en étoit extraordinairement épanouie , ils ne faisoient pas le moindre mouvement, même lorsqu'on agitoit les doigts devant eux; ses paupières aussi étoient immobiles. Elle ferma deux ou trois fois les yeux, particulièrement lorsqu'elle éprouva des sensations désagréables, comme lorsqu'une voiture passa avec bruit dans la rue. Elle répéta qu'elle ne voyoit rien qu'une sorte de clarté, un nuage blanc ; et l'état de ses yeux qui ne fixoient rien, me le fit croire facilement. Son ouïe étoit très-fine; elle entendoit tout; elle savoit aussi tout ce qui étoit dans la chambre, et ce qui s'y passoit, sans rien regarder. Son pouls étoit ordinaire, et battoit de quatre-vingt-seize à cent fois par minute. Une fois elle respira péniblement, comme si elle eût poussé un soupir. Je lui demandai si l'on pourroit interrompre son sommeil en imitant les magnétiseurs, qui en pareil cas promènent légèrement leur doigt sur les yeux, depuis la racine du nez jusqu'aux tempes. Elle me répondit : Non. Je lui demandai si cela pourroit lui nuire, que j'en fisse l'épreuve ? Vous pouvez la faire. J'essayai plusieurs fois, et seulement avec une main; cela ne produisit aucun effet. Elle me dit que rien de semblable ne pouvoit interrompre son sommeil, parce qu'elle ne le devoit point à l'art, mais à la nature. (La veille cet objet avoit été le sujet de la conversation, et devant elle, mais pendant son sommeil).

Dès le commencement, M. de Strombeck lui demanda ce qu'il y avoit sur son bureau, dans la chambre de l'étage supérieur. Elle nomma tout, et entre autre chose une épreuve qu'on venoit d'apporter de l'imprimerie, depuis qu'elle étoit endormie.

On lui demanda si elle savoit ce que je portois dans mes poches ... Après un instant, elle répondit : « O oui, par exemple une tabatière ». De quelle couleur ? « Blanche (elle est d'ivoire; la veille je l'avois sortie plusieurs fois, mais aujourd'hui je ne m'en étois pas encore servi; j'étois d'ailleurs à côté d'elle; puis je ne crois pas qu'avec son regard fixe, il lui fût possible de rien distinguer). On lui demanda ensuite si j'avois de l'argent sur moi ? Après un assez long silence, elle dit encore : « Oui ». Comment est faite la bourse ? Elle répondit très-vivement : « Elle est longue, verte, et rayée de couleurs ». Bien certainement elle n'a-voit jamais vu cette bourse, que je portois depuis quelques jours par hasard, qu'hors ma maison je n'avois pas sortie de ma poche, et qui étoit telle qu'on les faisoit il y a dix ans, avec de la peau verte rayée de violet. On lui demanda combien elle contenoit d'argent, cette question parut l'embarrasser; on la réitéra, et elle répondit enfin qu'elle n'en savoit rien. Un moment après elle ajouta que je portois aussi plusieurs clefs sur moi; comme son ouïe étoit très-fine, il est possible que le bruit du frottement de ces clefs, lorsque je fouillois dans ma poche, l'ait avertie de leur présence.

Elle parloit aujourd'hui avec moins d'emphase qu'hier, elle ne tutoyoit pas tout le monde avec au-tant d'affectation et de vivacité; elle paroissoit sou-vent éprouver des sensations désagréables; alors elle fronçoit les sourcils et fermoit les yeux. Cela arrivoit particulièrement lorsqu'une voiture passoit avec grand bruit. Tout annonçoit que son ouie étoit très-fine et très-sensible. Elle observoit d'ailleurs que son état diminuoit d'intensité, qu'elle avoit intérieurement beaucoup moins de lumière, et qu'elle voyoit moins loin autour d'elle que les jours précédens.

Un peu avant quatre heures, elle demanda un verre d'eau de fontaine, en ajoutant qu'elle en boiroit la moitié à quatre heures précises, et qu'il faudroit jeter l'autre moitié. On lui demanda si un autre ne pourroit pas boire cette seconde moitié? Elle répondit: « Non ». — Cela vous incommoderoit-il, si un autre la buvoit?—« Non, mais cela lui seroit nuisible». On apporta le verre auprès d'elle, et, à sa demande, on lui frotta les tempes avec un peu d'eau de Cologne. Il n'y avoit point de pendule à sonnerie dans la chambre, et elle n'en pouvoit entendre aucune. Peu de temps après, elle prit le verre comme si elle le voyoit. Je regardai ma montre, elle marquoit quatre heures, et l'aiguille des secondes étoit sur la soixantième. On jeta la seconde moitié du verre d'eau. Après avoir bu, elle parut éprouver de la douleur, elle fronça le sourcil, ferma les yeux, se coucha, et retira ses membres comme une personne qui est attaquée de crampes internes. Nous crûmes qu'il s'étoit passé dans la chambre quelque chose qui lui avoit été désagréable, et qu'elle n'avoit pas voulu dire par discrétion; car elle observoit toujours les convenances avec toutes les personnes présentes. Assis à ses côtés, un bruit singulier fixa mon attention, j'écoutai et j'entendis en elle une sorte de sanglots ou de battemens, comme lorsque l'on ressent des crampes dans l'œsophage; ce bruit devint plus fort, et les autres l'entendirent aussi. Je dis: Vraisemblablement l'eau étoit trop froide, et a causé cet état de crampes. D'après les mouvemens de son visage, il étoit visible qu'elle souffroit beaucoup. Elle dit: « L'eau n'étoit pas assez froide, vous ne l'avez pas envoyé chercher à la fontaine, comme je l'espérois (elle n'en avoit pas donné l'ordre), voilà la cause de mon mal ». Je ne puis encore me rendre compte de la cause de ce bruit intérieur, qui se répétoit de seconde en seconde, et plus fréquemment encore ; j'en ai quelquefois entendu un semblable en secouant des personnes ressentant des attaques de nerfs, sans avoir jamais pu concevoir d'où il provenoit. Quelques-uns l'attribuoient au battement ou à la pulsation du cœur, assez forte quelquefois pour ébranler le lit sur lequel le malade est couché, mais je crois qu'on se trompoit. Nous eûmes pitié de la voir ainsi souffrir pendant cinq ou six minutes, et je lui demandai combien cet état devoit encore durer? Elle répondit vivement: « Une minute ». Cette réponse si précise et dans un tel moment, me frappa. Je tirai ma montré, l'aiguille des secondes en indiquoit vingt-cinq, j'étois presque sûr qu'elle n'auroit pas prédit juste; lorsque la minute fut aux trois quarts écoulée, le battement fut plus fort et plus rapide, puis il diminua sensiblement; lorsque l'aiguille indiqua la vingt-quatrième seconde de la minute suivante, je n'entendis plus de bruit, et lorsque la minute fut tout-à-fait écoulée, la malade reprit sa première position, et toute trace de souffrance étoit effacée de dessus ses traits (1). Mais le *sommeil bienfaisant* et la *clair-voyance* duroient encore.

Combien durera votre sommeil ? lui demanda-t-on. Jusqu'à quatre heures et demie, répondit-elle, comme elle l'avoit déjà annoncé dans son paroxysme d'avant midi. Nous la quittâmes, parce qu'elle parut vouloir reposer, cependant elle parloit en elle-même, comme si elle s'entretenoit avec quelqu'un. Elle assuroit d'ailleurs que les réponses à nos questions ne la contrarioient ni ne la fatiguoient point.

Vers quatre heures et demie, nous retournâmes près d'elle , elle étoit encore dans le même état. Elle faisoit cependant les mouvemens d'une personne qui est sur le point de se réveiller. Je tirai ma montre qui différoit un peu des autres , mais d'après laquelle elle sembloit se régler, peut-être parceque j'étois le plus près. Lorsque l'aiguille des minutes indiqua la trentième, elle se souleva, se frotta les yeux ; elle n'eut plus l'air égaré, ses pupilles reprirent leur grandeur ordinaire, elle se retrouva dans son état naturel, remit un peu d'ordre dans sa chevelure, et parla comme à l'accoutumé, quoique d'un ton de voix un peu plus foible.

D'où provient cette exactitude dans la fixation du

---

(1) Je me souviens d'avoir lu qu'on avoit entendu un semblable bruit près d'un homme qui souffroit d'une attaque de nerf. On l'isola, et ce bruit continua. On ne put ni concevoir ni deviner d'où partoit ce bruit , qui sembloit venir de la chaise sur laquelle le malade étoit assis. Ce bruit et celui qu'on vient de décrire ne sont-ils pas d'une même nature? *Note de M. de Strombeck.*

temps, pendant un pareil état? Ce n'est pas un des problêmes les plus faciles à résoudre. Elle ne voyoit ni n'entendoit aucune horloge, aucune montre, et cependant ne parloit que de minutes, et même de secondes. Rarement elle se trompoit, et lorsque cela lui arrivoit, la cause m'en paroissoit être dans la différence des montres. Je crois qu'elle se régloit d'après la montre qui étoit le plus près d'elle. Hier, M. Schmidt étoit assis à ses côtés, lorsqu'elle nomma avec précision la vingt-neuvième minute que l'aiguille de sa montre indiquoit en effet. Aujourd'hui j'étois assis à ses côtés, et elle se régla d'après ma montre, dont elle ne put jamais voir les aiguilles, même dans le cas où ses yeux auroient été susceptibles de distinguer quelque chose.

Pendant son sommeil, un petit chien entra dans la chambre, et s'approcha de son pied; elle pria vivement qu'on le chassât, en assurant que dans son état elle avoit beaucoup de répugnance à sentir des chiens auprès d'elle. On parla de chats, elle assura qu'ils lui inspiroient encore bien plus de répugnance (1).

---

(1) J'en ai déjà fait la remarque, mais je crois devoir rapporter ici un fait assez extraordinaire. Un chat de la maison, qui avant la maladie de Julie n'avoit paru avoir nulle inclination pour elle, et qui, depuis sa guérison, ne lui en montre pas, en prit une si forte depuis son sommeil magnétique, qu'il guettoit pendant des heures entières l'occasion de se glisser dans sa chambre ; que lorsqu'il la rencontroit il se rouloit à ses pieds, comme le fait ordinairement un chien très-caressant, et que ce n'étoit qu'à force de coups qu'on pouvoit l'éloigner d'elle. *Note de M. de Strombeck.*

Elle assuroit souvent qu'elle se trouvoit très-bien dans cet état, particulièrement, ajoutoit-elle, lorsque ses attaques de nerf étoient passées; et qu'une heure et demie de ce sommeil la fortifioit plus que six heures du sommeil ordinaire.

Le plus souvent elle ne parloit que quand on l'interrogeoit; par fois cependant, elle commençoit d'elle-même, par exemple elle me demanda, sans y être provoquée, pourquoi je n'allois pas plus volontiers en voiture qu'à pied? Pourquoi je ne portois pas d'anneau?

Plusieurs fois, avec un visage gaie et presque riant, elle réitéra l'assurance de sa prochaine et parfaite guérison, comme elle l'avoit annoncé dans ses précédens paroxysmes. Mais aujourd'hui elle n'ajouta pas la condition qu'on n'oubliât rien de ce qu'elle avoit prescrit.

Après que son sommeil fut dissipé, elle eut un peu de frisson, elle se pleignit d'avoir les jambes et les mains froides; mais cela dura peu.

Celle, le 11 janvier 1813.

MARCARD.

~~~~~~

PROCÈS-VERBAL

Du Docteur KÖLER, *Médecin de la Cour,*
à Celle (1).

Fait à Celle, le mercredi 13 janvier 1813, dans la maison
de M. de Strombeck, président de la Cour d'Appel.

———

La malade, demoiselle Julie ***, les jours précédens et pendant son sommeil magnétique, avoit prescrit la manière dont on devoit aujourd'hui la conduire (2).

M. le président de Strombeck et son épouse, ani-

———

(1) J'ai déjà dit la plus grande partie de ce que renferme
ce procès-verbal; mais en exceptant deux passages que le docteur a copiés sur mes notes, je regarde comme un devoir de le
donner en entier, d'abord pour augmenter la confiance, ensuite parce qu'il renferme des détails que j'ai omis, comme
dans mon récit il y a des observations qu'on ne trouvera point
ici. Les deux procès verbaux ont peu de différe ces, et si l'on
considère la précipitation avec laquelle on fut obligé de les
rédiger, cette différence ne paroîtra point étonnante. *Note de*
M. de Strombeck.

(2) Ici le Docteur rappelle mot à mot le plan de conduite
que la malade m'avoit dicté, et que j'ai rapporté dans le cours
de mon récit. *Note de M. de Strombeck.*
~~~~~~

més des sentimens d'humanité les plus vifs, désirant ardemment la guérison de la malade, s'étoient promis de redoubler en ce jour, s'il étoit possible, les soins et les attentions qu'ils lui avoit prodigués depuis le commencement de sa maladie. Ce que la malade avait prescrit avoit été copié soigneusement; tout étoit préparé pour que tous ses souhaits fussent aussitôt remplis, tous ses besoins satisfaits. Les montres furent réglées d'après la pendule autant que cela fut possible.

A huit heures précises. . . . (1) . . . .

Quelques min. avant dix heures se réunirent dans la maison de M. le président de Strombeck, le docteur Schmidt et le docteur Köler, tous deux médecins de la cour, peu après M. le docteur et conseiller intime Marcard, et M. Blumembach, substitut du Procureur-général; tout ce qui s'est passé entre dix heures et midi peut être attesté par ces quatre témoins. (2)

––––––––

(1) Ici M. le Docteur rapporte mot à mot tout ce que j'ai dit sur ce qui s'étoit passé depuis huit heures jusqu'à dix. Je le supprime pour éviter une répétition aussi fatigante qu'inutile.

(2) Pour épargner l'espace dans les interrogatoires suivantes, des lettres initiales indiqueront les interlocuteurs.

M. DE S. — M. le président de Strombeck.

MAD. DE S. — Son épouse.

M. — Le docteur Marcard.

S. — Le docteur Schmidt.

K. — Le docteur Köler.

J. — Julie ***.

Les chiffres entre deux parenthèses indiqueront les minutes.

D. St.

A 9 heures 51 minutes, la malade éprouva la chaleur du bouillon placé devant elle. (A 54 m.) Elle posa ses pieds sur le tabouret qui étoit devant le canapé. (A 55 m.) Elle prit la tasse pleine de bouillon, le souffla et commença à le boire.

(A 56 m.) M. DE S. Me voyez-vous?

J. Je vous vois bien encore.

(A 60 m.) Précisément à la soixantième minute, d'après la montre placée sur la table, et qui ne sonnoit point, l'évanouissement annoncé commença.

A 10 heures.... min Elle avança la main, comme si elle vouloit prendre le verre de Malaga, placé devant elle. (A 9 m.) Elle prit le verre de Malaga, compta les secondes avec le pied, et à 10 h. 10 m. précises, elle but le vin.

M. DE S. Chère enfant, comment vous trouvez-vous?

(A 13 m.). Elle fit signe avec la main de ne point parler, et dit d'un ton affligé : Avois je dit cela ?

(A 15 m.) Elle ouvrit plusieurs fois les yeux, et parut mécontente et troublée.

(A 17 m.) Elle dit avec une sorte de pathos: Que l'on me donne dans cinq minutes, une forte tasse de thé de camomille.

On s'occupa de suite de la satisfaire; elle paroissoit fort inquiète, et ajouta un moment après : (A 18 m.) Il me la faut dans quatre minutes.

M. le Président étant fort occupé du soin de veiller à ce que la malade reçût au temps prescrit ce qu'elle avoit demandé avec inquiétude et mécontentement, je regardai comme un devoir de continuer de ma main ce procès-verbal, qui jusqu'à ce moment avoit été rédigé par M. le Président.

(A 19 m.) Elle fit entendre par signes qu'il falloit lui frotter les coudes avec de l'eau de Cologne. Mme. de S. s'en occupa de suite.

(A 21 m.) Elle se souleva d'elle-même, ouvrit les yeux, prit la tasse de thé de camomille qu'on venoit d'apporter et de placer devant elle, fit entendre par signes qu'elle vouloit du sucre, mais refusa le sucre pilé qu'on lui présenta et qui étoit sur la table; son visage se colora fortement et elle parut fort triste et fort inquiète jusqu'au moment où on lui apporta, de la chambre voisine, un sucrier rempli de sucre en morceaux. Elle en prit, le mit dans sa tasse, versa le tout dans la soucoupe, et l'ut rapidement à dix heures vingt-deux minutes précises. Elle retomba aussitôt dans le canapé, à demi assise, à demi couchée, enfin dans la même position où elle étoit pendant son évanouissement jusqu'à une minute auparavant. Peu après elle demanda : Est-il plus de sept minutes après le quart? On lui répondit: Non; elle ajouta: Dieu en soit loué!

(A 31 m.) Elle ouvrit plusieurs fois les yeux; son regard étoit fixe, mais son visage n'offroit plus de signes de mécontentement.

(A 36 m.) Elle fit encore entendre par signes, qu'il

falloit lui frotter de nouveau les coudes avec de l'eau de Cologne; on le fit.

Alors ses yeux demeurèrent fermés; peu après elle s'assit, repoussa vivement le tabouret, qui jusqu'alors avoit été sous ses pieds; puis, toujours les yeux fermés, se retirant encore dans un coin du canapé, et y plaçant ses pieds, elle dit avec les signes d'un fort mécontentement: Tu es cause de tout cela!

(A 40 m.) Elle redevint plus calme.

(A 41 m.) Elle ôta sa bague de son doigt, et de son sein une clef qu'elle a coutume d'y porter, et les mit toutes deux sur le coussin du canapé.

(A 43 m.) Elle remit sa bague, prit sa clef (1), s'en servit pour décrire sur son visage, d'abord une ligne perpendiculaire depuis le front jusqu'au menton, en passant sur le nez, puis une autre ligne horisontale, d'une tempe à l'autre, en passant sur le front. Elle la tint ensuite long-temps sur sa lèvre supérieure, et compta en même temps les secondes avec l'index de la main gauche, mais le tout sans proférer une parole.

---

(1) Il peut paroître singulier qu'après avoir expressément défendu qu'on ne la touchât avec du fer, elle s'en servit elle-même; mais dans l'après-midi du même jour elle expliqua cette apparente contradiction, en disant que tout ce qu'elle avoit fait avec du métal avoit eu pour but de réparer le désordre que j'avois causé par ma question indiscrète, et de lui rendre la possibilité de sortir à onze heures de son évanouissement, pour rentrer dans le sommeil magnétique. *Note de M. de St.*

(A 45 m.) Elle posa la clef sur son front, puis sur la racine de son nez, puis sur la paupière supérieure de son œil droit, puis enfin sur l'œil gauche , et continua de compter les secondes avec son doigt.

(A 46 m.) Elle posa la clef sur la table, mit la main gauche sur sa tempe du même côté, continua d'appuyer fortement sa droite sur la clef placée sur la table, et demeura quelques minutes dans cette situation.

(A 49 min.) Elle reprit sa clef, en posa l'anneau entre ses dents; mais parut tout-à-coup effrayée, retira la clef, la retourna et en posa le panneton dans la bouche.

(A 50 m. $\frac{1}{2}$). Avec l'index de la main gauche elle se frotta lentement le bras droit, depuis la main jusqu'au coude, en le ramenant tour à tour de l'un à l'autre.

(A 52 m.) Elle laissa sa main gauche sur son coude droit, et croisa le doigt du milieu de la même main sur son indicateur.

(A 52 m. $\frac{1}{2}$) Elle remua les lèvres, et laissa échapper quelques sons, sans ôter la clef, qui se trouvoit encore dans sa bouche.

(A 53 m. $\frac{1}{2}$) Elle ôta la clef de sa bouche, fit beaucoup de mouvemens avec ses mains, les joignit, et sembla prier.

(A 55 m.) Elle regarda fixement en haut, se frotta les mains, et fit signe de lui laver le front.

Elle joignit les mains avec inquiétude et vivacité, son visage devint rouge, elle parut très agitée, et par la violence de ses mouvemens elle nous fit craindre de la voir tomber de dessus le canapé ; elle se calma cependant un peu lorsqu'on lui posa sur le front un linge mouillé, qu'elle avoit prescrit de lui placer à onze heures, dans le cas où à ce moment elle ne seroit pas sortie de son évanouissement.

(A 58 m.) Elle demanda vivement et avec inquiétude : Pourquoi ne m'a-t-on pas donné ce linge à onze heures? On lui répondit qu'onze heures n'étoient point encore sonnées.

(A 59 m.) On lui replaça de nouveau le linge mouillé sur le front, au moment précis où l'horloge de la ville sonna onze heures. Elle posa le linge sur la partie chevelue de son front, et comme plusieurs des personnes présentes parloient entre elles des circonstances singulières dont elles venoient d'être témoins, et de l'effet qu'avoit produit sur la malade cette légère omission dans l'exécution de ses ordres, elle leur dit un peu vivement : Paix donc !

Elle s'arrangea sur le canapé, ayant la tête et le haut du corps placés horizontalement, de manière que le col et la tête n'étoient point appuyés ; elle ne voulut point être soutenue, et parut au contraire inquiète et mécontente lorsqu'on lui toucha cette partie. Elle mit sa main droite dans un grand vase d'étain placé devant le canapé et presque rempli d'eau, et tint la main gauche perpendiculairement élevée.

(11 heures). Elle fait signe qu'on la redressât et qu'on séchât sa main ; on lui obéit (1).

____

(1) En ce moment elle passa de l'évanouissement dans le sommeil magnétique. *Note de M. de Strombeck.*

(173)

(A 2 m.) Elle ouvrit les yeux, s'assit, et avança le tabouret avec ses pieds.

(A 3 m.) Elle dit avec un ton calme et doux: Dieu soit loué de ce que cela s'est ainsi passé! mais comment t'es venu la malheureuse idée de me questionner? T'avois-je dit que l'on pourroit m'interroger pendant cette heure? Tout ce que j'ai fait, j'ai dû le faire à cause de toi. (Elle entendoit visiblement par là tout ce qu'elle n'avoit pas prescrit à l'avance, et qu'elle avoit été obligée de faire pour réparer le désordre occasionné par la question déplacée du Président). Je voulois réunir mes forces pendant cette heure. Il falloit me donner le linge une minute plutôt. (Le linge mouillé pour placer sur son front).

M. DE S. Tout est-il réparé?

J. Oui.

M. DE S. Je fais avec plaisir tout pour toi.

J. On t'a dit de m'interroger.

M. DE S. Qui donc?

J. Ton meilleur ami. (Elle entendoit par ces mots M. Blumenbach, et vraisemblablement elle ne vouloit pas le nommer, parce qu'il étoit présent. Il étoit au reste exactement vrai, que M. Blumenbach avoit engagé M. de Strombeck à faire à la malade cette question, qui l'avoit si fortement tourmentée (1).

____

(1) Je crois devoir renouveler ici l'observation que pendant son sommeil magnétique, Julie avoit toujours beaucoup d'égards pour les personnes présentes. Avec nous elle se gênoit

M. DE ST. As-tu encore besoin de quelque chose d'ici à midi ?

J. Avant midi, non, mais alors un quart de verre de Malaga.

M. DE ST. D'après quelle montre veux-tu qu'on se se règle ? (1)

J. D'après la pendule ; ta montre ne va pas bien (2). Les sept minutes de tantôt étoient bien, parce que tu a suivi celle de M. Blumenbach, que tu a réglée ainsi

---

moins, et nous disoit librement ce qu'elle vouloit ou ne vouloit pas ; la cause en étoit peut-être que par l'excès de nos complaisances nous l'avions un peu gâtée. *Note de M. de St.*

(1) Je regardai cette question comme nécessaire pour éviter toutes les petites chicanes que Julie avoit coutume de faire, lorsque, d'après son idée, on avoit commis la plus légère erreur. Au reste, le lecteur attentif verra que presque toutes mes questions avoient pour but ce qui pouvoit être utile à la guérison de la mala'e, et que rarement la curiosité me les dictoit. Je regardois comme un devoir de mettre à profit le sommeil bienfaisant destiné à cet objet par la nature, et après en avoir rempli ce devoir, il restoit peu de temps pour les questions relatives aux sciences. Au surplus, Julie savoit peu aujourd'hui ce qui se passoit hors d'elle-même. *Note de M. de St.*

(2) Elle avoit raison. Je me servois d'abord d'une excellente montre à cylindre et à secondes, mais l'ayant laissé tomber quelques jours auparavant, je faisois usage d'une montre à répétition, que, malgré tous mes efforts, je ne pouvois mettre en harmonie avec la pendule. Julie s'apercevoit lorsqu'il y avoit une demie minute de différence entre ces deux cadrans. *Note de M. de St.*

que celle de Marcard, mais pas tout-à-fait également.

S. Etes-vous bien maintenant?

J. Oui.

Aussitôt après cette réponse, elle ajouta :

J'irai me promener à midi dix minutes au lieu de midi cinq minutes..... Que les nuées sont blanches aujourd'hui !.... Mais ce ne sont pas des nuées ! (1)

K. Fait-il froid aujourd'hui?

J. Oui.

M. DE ST. Peux-tu me toucher?

J. Oui, avec ma main droite, ta main gauche.

M. DE S. Que me manque-t-il?

J. Tu t'es effrayé, bois un verre de Malaga.

M. DE S. Dans ton verre?

J. Le ciel t'en préserve !

M. le Président suivit le conseil de la malade.

M. DE S. Irai-je demain au tribunal?

J. Non.

(Comme pendant un cours si rapide de demandes et de réponses il ne m'étoit pas possible de les transcrire assez vîte, je priai mon collègue Schmidt d'é-

---

(1) La malade avoit souvent assuré que lorsqu'elle avoit les yeux ouverts pendant son sommeil magnétique, il lui sembloit voir devant elle un gros nuage blanc et impénétrable. Lorsqu'il y avoit moins de lumière dans l'appartement, le nuage devenoit plus sombre ; aussi plusieurs fois désira-t-elle qu'on allumât des bougies. *Note de M. de St.*

crire les questions pendant que je noterois les réponses.)

M. DE S. Cependant le jeudi je dois y aller. Irai je ven dredi?

J. Non.

M. DE S. Samedi?

J. Oui, samedi tu iras.

M. DE S. A qui ai-je fait dire que je ne pourrois pas y aller?

J. Hem! (Elle sourit et fit un signe par lequel, d'après l'assurance de M. et madame de Strombeck, elle désignoit, à ne pouvoir s'y méprendre, la personne à laquelle M. de Strombeck avoit écrit, sans en rien dire à personne. (1)

M. DE S. A-t il déjà reçu ma lettre?

J. Oui.

M. DE S. Qui l'a portée?

J. L'huissier.

M. DE S. Que faisois-tu pendant ton évanouissement, environ cinq minutes avant onze heures? (2)

---

(1) Cette connoissance de la malade est surprenante, et paroit contredire ce que j'ai avancé plus haut sur la foiblesse de sa clairvoyance en ce jour : mais on doit observer que le billet, quoique pas écrit en présence de la malade, l'avoit été dans la maison, qu'il avoit rapport à elle, et que dans ce cas elle ne se trompoit jamais. *Note de M. de St.*

(2) Je voulois connoître la cause de la violente agitation qu'elle avoit paru éprouver en ce moment. *Note de M. de St.*

Elle ne parut pas prendre garde à cette question, et dit, au lieu de répondre :

Ah ! de quelle santé je jouirai ; comme je me porterai bien !

M. DE S. Qu'as-tu fait à cause de moi ? (1)

J. J'ai tout fait à cause de toi. Puis immédiatement après : L'obscurité redouble ; l'air s'épaissit...... Pourquoi n'éloigne-t-on pas de moi ces deux canifs ? (2)

M. DE S. Faut-il aussi éloigner la montre d'argent ?

J. ..... (3)

M. DE S. Il n'y a que l'approche du fer que tu ne peux supporter ?

J. Je le puis maintenant. (4).

M. DE S. Pourquoi a-t-on nommé le magnétisme de ce nom ? (5)

---

(1) J'entendois tout ce qu'elle avoit paru faire pour réparer le désordre causé par l'indiscrétion de ma question. *Note de M. de St.*

(2) On lui obéit. *Note de M. de St.*

(3) De la tête elle fit signe que non. *Note de M. St.*

(4) Je ne puis expliquer cette réponse, d'après le désir qu'elle avoit marqué auparavant qu'on éloignât le fer d'auprès d'elle ; à moins qu'elle ne pût en supporter l'approche seulement au moment où se passoient en elle les mouvemens qui étoient causes que les nuages de devant ses yeux lui paroissoient plus sombres. *Note de M. de St.*

(5) Par cette question je voulois savoir si auparavant et à mon insu, elle avoit lu quelques chose sur le magnétisme, ou

J. C'étoit très-naturel.

(Elle s'appuya sur madame de Strombeck, qui étoit assise à côté d'elle, et dit vivement :)

Qu'on me donne à l'instant un verre d'eau froide comme glace, et surtout de la fontaine.

(Elle fredonna à voix basse.)

On apporta l'eau, elle la but à plusieurs traits, mais elle observa avec justesse qu'il manquoit deux gorgées d'eau (1). On en versa d'un second verre dans celui qu'elle tenoit, et elle en but deux gorgées.

M. DE S. Est-ce bien ainsi ?

J. Très-bien.

M. DE S. Tu ne devrois pas former des desirs qui doivent être si promptement satisfaits.

J. Est-ce ma faute ?

M. DE S. Qui t'indique ce dont tu as besoin ?

J. Une voix intérieure qui est revenue depuis que par ta question tu a mis le désordre dans tout mon être.

M. DE S. Ce désordre ne causera-t-il aucun mal ?

J. Aucun.

---

si elle en avoit entendu parler, circonstance qui auroit éclairci bien des points. Mais je suis fortement persuadé qu'avant d'en éprouver elle-même l'effet, elle n'avoit jamais entendu prononcer le mot de magnétisme. *Note de M. de St.*

(1) En l'apportant vivement on en avoit un peu renversé.

Note de M. de St.

M. DE S. Seras-tu ce soir entièrement guérie ?

J. Entièrement.

M. DE S. A quel instant ?

J. A cinq heures tu n'apercevras plus en moi aucune trace de maladie.

S. Pouvez-vous juger vous-même de l'état de votre intérieur ?

J. Oui.

M. DE S. Fait-il ici trop chaud ? (1)

J. J'ai maintenant une chaleur effrayante.

M. DE S. Faut-il ouvrir une fenêtre ?

J. Non, elle doit me venir naturellement (2)... Qu'on ouvre la porte (3).

S. Voyez-vous ce qui se passe dans votre intérieur ?

J. Très-bien.

S. Pouvez-vous voir votre sang circuler ?

J. Il circule très-rapidement, et cela doit être.

S. Le voyez-vous circule ?

J. Oui, particulièrement autour de mon visage et de mon front.

---

(1) Je lui fis cette question parce qu'elle avoit le visage très-rouge, et paroissoit péniblement affectée. *Note de M. de St.*

(2) Sans doute la fraîcheur. *Note de M. de St.*

(3) Elle communiquoit avec une chambre voisine; on l'ouvrit, et Julie parut satisfaite. *Note de M. de St.*

S. Le voyez-vous circuler dans votre poitrine ?

J. Oui.

S. Pouvez-vous décrire comment il circule.

J. Comme un petit tourbillon. Il bout, il bout.

S. Où va-t-il du cœur ?

J. Il..... O quelle question me fais-tu là ? (1)

Elle demanda deux gorgées d'eau, compta les secondes avec ses doigts, but en deux fois l'eau qu'elle avoit demandée, compta encore les secondes de la même manière, puis dit sans être interrogée : Maintenant mon sang ne bout plus ; il est comme chez tout le monde ; il est entièrement rafraîchi.

S. De quel couleur est-il avant d'être rouge ?

J. Noir.

Elle parut inquiète, souffrante, se souleva, prit un flacon plein d'eau de Cologne placé près d'elle, et s'en frotta. M. de Strombeck se tourna vers les assistans, et leur demanda s'ils croyoient que l'on pouvoit encore l'interroger (2) ?

J. Maintenant laissez-moi reposer cinq minutes.

(A 11 m.) Elle regarda fixement vers un coin de la chambre, puis vers la fenêtre, et se courba comme si elle cherchoit quelque chose ; tour-à-tour elle

----

(1) Il me sembla que pour répondre à cette question Julie avoit essayé de voir dans son intérieur, et qu'elle y avoit aperçu quelque chose qui lui avoit fait une impression désagréable. *Note de M. de St.*

(2) J'adressai cette question aux assistans, au lieu de le faire à elle-même, pour éviter le reproche de l'avoir interrogée mal à propos. *Note de M. de St.*

joignit ses mains, les frotta, croisa ses bras, ensuite elle compta les secondes sur la table avec son doigt, et joignit encore ses mains. Peu après elle dit : Que l'on ôte le vase plein d'eau ! que l'on ferme les fenêtres (1)! On obéit. Ensuite elle demanda : Les cinq minutes sont-elles écoulées?

S. Pas encore.

Elle but un peu d'eau, et ajouta : Maintenant elles doivent l'être.

(16 m.) Une minute après que les cinq exigées furent écoulées, elle bailla, comme si elle sortoit d'un sommeil naturel, sourit avec bienveillance et dit presqu'immédiatement : (17 m.) Cette fois on a été ponctuel. Elle vouloit, sans doute, par ces mots témoigner sa satisfaction de ce que, conformément à sa demande, on n'avoit pas troublé son repos.

M. de Strombeck parloit avec M. Blumenbach sur différens objets relatifs à la situation de la malade. Quoiqu'il ne s'adressât point à elle, elle prit part à l'entretien, et dit : Doit-il (c'est-à-dire M. Blumenbach) encore être tenté? — Eh bien! vous pouvez m'interroger.

M. Lorsque dernièrement vous me conseillâtes quelque chose, vous me pressiez les phalanges des doigts; pourquoi cela?

J. J'y étois attirée comme par un aimant. Rends-les moi encore (les doigts); il obéit. Elle les toucha, les pressa, et dit: Y ressens-tu quelquefois des dou-

---

(1) Celles de la chambre voisine qui étoient ouvertes. *Note de M. de St.*

(182)

leurs? Il répondit : Oui ! Elle ajouta : Je le pensois.

M. DE S. Ai-je bu du Malaga ?

J. Sans doute.

M. Savez vous ce que je tiens derrière vous? (C'étoit un électromètre (1).

J. Oh !.... Elle parut inquiète et dit : Donne-moi donc encore ta main. Le docteur M. la lui donna, elle remua et pressa les phalanges des doigts, et fit signe de lui donner l'autre main ; il la satisfit, et elle lui demanda : Pourquoi ne portes-tu point d'anneau ? Il répondit : J'en portois dans ma jeunesse;

―――――

(1) Le Dr Marcard tenoit cet instrument derrière la tête de la malade, près de ses cheveux, de manière qu'elle ne pouvoit pas s'en apercevoir ; il n'annonça pas la présence de la plus légère portion de fluide électrique. Quelque décisive que fût cette épreuve, j'avoue que le résultat ne m'en surprend point, et je crois qu'elle n'en auroit point amené d'autre, si on l'avoit faite dans le moment même où il découloit visiblement de la malade un fluide galvanique ou électrique , qu'on auroit, je crois, aperçu dans l'obscurité ; car , si je ne m'abuse point, l'électricité nerveuse des animaux qui en sont le plus abondamment pourvus , comme la torpille et la gymnote de Cayenne (*Gymnotus electricus*) ne donne pas le moindre signe d'attraction ou de répulsion , même à l'électromètre le plus sensible, ce qui cependant est l'annonce de la présence de la matière électrique. Il ne pouvoit y avoir ici que de l'électricité nerveuse , et si les cheveux frottés avoient donné quelque signe d'électricité ordinaire, cet événement n'eût eu rien d'intéressant, eu égard à l'état de la malade. *Note de M. de Strombeck.*

mais ne vous êtes-vous pas ressentie de ce que tantôt je tenois derrière vous?

J. C'étoit un papier.

M. Non.

J. C'étoit la tabatière blanche.

M. Non.

J. Tu as écrit quelque chose ; étoit-ce cela ?

M. Non.

J. Maintenant je ne vois plus bien , et c'est fort heureux pour moi. (1)

M. DE S. Peux-tu voir l'heure que marque la pendule?

J. Non. Il est maintenant 17 minutes avant midi. Cela étoit exact.

M. DE S. Que te faudra-t-il à midi ?

J. Un quart de verre de Malaga. A midi et dix minutes j'irai promener.

M. DE S. Où, et pendant combien de temps?

J. Pendant une heure et demie.

----

(1) Dans les derniers jours Julie avoit assuré souvent qu'il étoit fort heureux pour elle que sa *clairvoyance* fût moindre que dans les premiers jours. Une fois je lui demandai ce qu'il y avoit sur mon bureau dans ma chambre, et sur sa réponse qu'elle l'ignoroit, je lui dis en plaisantant : Tu es un peu maladroite aujourd'hui. Elle me répondit gravement : Fais grand cas de cette maladresse. elle est un signe de ma prochaine guérison. *Note de M. de St.*

M. DE S. Pouvons-nous tous être présens au moment de ton réveil?

J. Oh oui !

M. DE S. Quelqu'un parlera-t-il de ce qu'il aura vu ici? (1)

J. Oh non, non, non, non, non !

K. Croyez-vous que j'aye écrit exactement vos réponses?

J. Très-exactement. Il est très-bien que vous vous soyez chargé d'écrire les réponses, et que le docteur Köler ait écrit les demandes. Presque aussitôt elle se reprit : Non, c'est l'inverse.... Oh !.... le docteur Köler a écrit les réponses.

M. DE S. Viens-tu d'éprouver quelque chose de désagréable?

J. Je suis très-bien.

M. DE S. Pourquoi cette exclamation, que tu viens de faire : Oh !

J. Ah ! Dieu soit loué, bientôt !.... Rien que le temps !

M. DE S. Ce soir seras-tu parfaitement contente?

J. ....

---

(1) Lorsque Julie étoit éveillée, elle témoignoit la plus vive inquiétude que quelque chose de son sommeil magnétique fût connu du public. Mais lorsque le bruit s'en fut répandu dans la ville, elle permit que l'on racontât une partie de la vérité. *Note de M. de St.*

M. DE S. Combien de fois dormiras-tu encore?

J. Encore une seule fois, et puis plus jamais.

M. DE S. Quand dormiras-tu?

J. Après dîner.

M. DE S. Dormiras-tu longtemps?

J. Jusqu'à cinq heures. A ce moment je serai parfaitement guérie. Entends-tu bien ? Ce n'est que jusqu'à quatre heures que je dormirai vraiment.

M. DE S. S'il est ainsi, nous te laisserons tranquille.

J. N'oubliez ni le café, ni la glace.

M. DE S. Cette glace que tu demandes sera-t-elle préparée au moment précis, où tu en auras besoin?

J. ... .

M. DE S. Chez qui est-elle préparée?

J. Je ne le sais pas.

M. DE S. Le moment où on te la donnera est-il indifférent?

J. Il me la faut après le café. Je la demanderai. Lorsque je tendrai la main, donnez-la moi.

M. DE S. Ton dîner est-il bien ordonné?

J. ....

M. DE S. Quand est-il à propos que tu te mettes sur le sofa?

J. Aussitôt que j'aurai mangé.

M. DE S. Faudra-t-il te donner le café long-temps après?

J. Huit minutes après.

M. DE S. Et à quel moment ensuite la glace ?

J. Sept minutes aprés.... Non, trois minutes après. Il faudra m'aider, car je commence à devenir bien foible.

K. A l'avenir pourrez-vous prendre toute sorte d'alimens, ou faudra-t-il que vous en évitiez quelques-uns ?

J. Aucun. J'aurai un très-fort appétit.

K. N'avez-vous jamais été fâchée contre moi, lorsque précédemment je vous ai ordonné de prendre des médicamens ?

J. Non; je ne les ai pas pris avec plaisir, car jamais je ne les ai aimés. Il en est qui m'ont fait beaucoup de bien, comme le castoréum et le petit-lait.

K. Croyez-vous que j'aurois pu vous donner quelque chose de plus convenable à votre état ?

J. Non; j'ai refusé de prendre les pilules; je crois qu'elles m'auroient été nuisibles.

M. DE S. Qu'y avoit-il dans ces pilules ?

J. De l'assa fœtida, très-bon pour les crampes; mais les miennes étoient d'une autre nature.

M. DE S. Combien de temps dormiras-tu encore ?

J. Le temps est précieux, questionnez-moi, si vous avez encore quelque chose à me demander.

M. DE S. Peut-on encore la questionner, M. Blumenbach (1)? (Il étoit onze heures cinquante - huit minutes et demie.)

____

(1) Comme elle venoit de fermer les yeux , je craignois une petite chicane si je la questionnois elle-même. *Note de M .de St.*

(187)

J. (De la tête elle fait un signe affirmatif).

K. Il vaut mieux ne plus l'interroger.

J. On n'a donc plus de question à me faire ! (Elle posa sa tête dans le coin du canapé).

M. DE S. A présent gardons le silence.

(A 59 m.) Elle bailla et s'étendit, comme quelqu'un qui va bientôt s'éveiller.

A midi précise elle but le Malaga placé devant elle, salua, comme quelqu'un qui se réveille, et avec beaucoup de bienveillance, reconnut tous ceux qui l'entouroient, et peu après elle partit pour aller faire sa promenade d'une heure et demie.

Signé, F. L. A. KÖLER.

OBSERVATIONS

Du Docteur Schmidt, *médecin de la Cour,*
à Celle.

Il est, et doit être extrêmement heureux et agréable pour un médecin, qui prend quelqu'intérêt à son art, de trouver la possibilité de faire des observations qu'il n'avoit point encore faites, et qu'il desiroit d'autant plus vivement pouvoir faire, que sa curiosité avoit été excitée par des rapports multipliés, venus de différens côtés.

Et moi aussi, j'avois beaucoup entendu parler du magnétisme animal; j'avois lu plusieurs ouvrages qui en traitent, mais je n'avois jamais eu l'occasion de voir moi-même, et d'observer un somnambule clairvoyant. Cette occasion s'offrit ces jours derniers près d'une jeune dame non-mariée, mademoiselle Julie ***, demeurant chez M. le président de Strombeck. Après avoir beaucoup souffert pendant plusieurs années, par de fréquentes attaques de nerfs, elle tomba tout-à-coup dans cet état merveilleux, qui depuis Mesmer et Puységur a été l'objet de tant de discussions; et ce qui est encore plus intéressant, elle y est tombée sans aucune préparation, sans aucun secours étranger, sans même avoir eu jamais la moindre connoissance du magnétisme animal. Cet état s'est déclaré peu de temps après que la malade eut éprouvé quelques chagrins et quelques contrariétés.

Nous n'avons point encore fait d'assez profondes observations sur les lois de la nature, pour pouvoir expliquer la plupart des effets extraordinaires du *macrocosmus* et du *microcosmus;* et les voies du magnétisme animal sont encore pour nous obscures et impénétrables: une foule d'expériences et d'observations sur tout ce qui le concerne, pourra seule y jeter quelques lumières, et nous donner peut-être la faculté d'y pénétrer. On doit donc savoir gré au savant président de Strombeck, d'avoir publié avec la plus scrupuleuse exactitude tous les détails d'un fait du plus haut intérêt pour les sciences. Il a soigneusement décrit tout ce qui a eu rapport à la somnambule, soit avant, soit pendant, soit après son sommeil magnétique. Je me bornerai donc à rapporter ici ce qui m'a le plus frappé pendant les cinq jours que je l'ai observée, les 9, 10, 11, 12 et 13 janvier.

Le premier jour, j'entrai le matin dans la chambre de mademoiselle Julie ¹**, peu de temps après qu'elle fut tombée dans le sommeil magnétique. Elle avoit les yeux fermés, son teint étoit coloré comme à l'ordinaire, son air étoit calme et serein. Elle répondit à toutes les questions de madame de Strombeck et aux miennes, clairement, mais lentement, et avec une sorte de pathos qui ne lui étoit pas ordinaire. Quoiqu'elle ne fût point prévenue de ma visite, quoique ses yeux fussent fermés, lorsqu'on lui demanda qui venoit d'entrer, elle me nomma; bien plus, elle désigna la couleur de mon habit, le nombre de mes bagues (ordinairement j'en portois deux, ce jour je n'en avois qu'une), et à quel doigt elle étoit placée. Elle désigna avec la plus grande exactitude combien de temps elle resteroit dans sa clairvoyance, et quand elle éprouveroit un autre paroxysme. Ses prédictions se trouvèrent vraies à la minute, et même à la seconde. Non-seulement elle savoit quelles personnes et quels objets étoient dans la chambre, mais encore ce qui se passóit dans les autres appartemens de la maison. Il y avoit une pendule dans une des chambres d'un étage supérieur ; lorsqu'on l'interrogea , elle désigna à la seconde l'heure que marquoit cette pendule.

Pendant son sommeil magnétique (je le nomme ainsi, parce qu'il étoit entièrement semblable à celui que les écrivains nous ont décrit sous ce nom), la somnambule, comme je l'ai déjà dit, annonçoit l'instant précis de son plus prochain paroxysme, et désignoit comment il falloit la traiter pendant sa durée. Plusieurs auteurs nous disent la même chose de beaucoup de somnambules. Notre somnambule annonça que le mercredi suivant (13 janvier), elle éprouveroit le plus fort paroxysme depuis dix heures jusqu'à midi, et que ce seroit le dernier; qu'après celui-là elle n'en auroit de sa vie aucun autre, et qu'elle se porteroit toujours bien. Elle pria instamment que l'on n'oubliât rien de tout ce qu'elle avoit prescrit. Elle entendoit par là qu'on lui donnât à la minute le bouillon, l'eau, le vin, etc. qu'elle avoit indiqué devoir prendre. Elle faisoit usage de tout cela pendant ses attaques; son appétit et sa digestion n'en souffroient pas, et lorsqu'elles étoient passées, à un peu d'abattement près, elle ne sembloit pas s'en ressentir.

Après l'attaque, la clairvoyante ne se souvenoit ni de ce qui s'étoit passé pendant sa durée, ni de ce qu'on lui avoit dit, ni de ce qu'elle avoit répondu. Cela est ordinaire chez les somnambules. *Gmelin* raconta à sa somnambule une nouvelle, qui étoit pour elle du plus haut intérêt. Après son réveil, il la lui répéta de nouveau, elle en fut frappée, comme si elle l'apprenoit pour la première fois. *Wienholt* aussi rapporte de semblables faits.

Notre somnambule ressembloit encore aux autres magnétisés, en ce que de temps à autre, pendant son sommeil naturel, elle faisoit des rêves très-agréables, et qui ne la fatiguoient point. Elle disoit souvent que le sommeil magnétique (qu'elle nommoit sommeil bienfaisant), lui faisoit le plus grand bien, et sembloit lui donner un nouvel être. Dans le plus profond de son sein, un être indescriptible lui parloit, et dictoit ce que ses lèvres prononçoient.

Pendant son paroxysme, je trouvai son pouls un peu accéléré; j'ai compté depuis quatre-vingt-dix-huit jusqu'à cent six pulsations dans une minute; la température de son corps étoit moyenne, et ordinairement ses mains étoient fraîches.

Après être resté assis quelques temps auprès de la somnambule, je tirai une petite clef de ma poche, je lui en touchai et lui en frottai légèrement le bras. Elle tressaillit comme si elle éprouvoit une crampe, elle parut ressentir de légères secousses dans les muscles du bras, et pria de ne pas la toucher avec du métal; disant que cela lui faisoit éprouver une sensation douloureuse et désagréable. Elle ne souffroit pas non plus avec plaisir qu'on la touchât avec la main, lorsqu'on y portoit une bague. Elle en avoit une à son doigt, mais elle assuroit qu'elle n'en ressentoit rien. Peu après avoir été touchée avec la clef, elle ouvrit les yeux; son regard étoit très-fixe; ses paupières étoient très-ouvertes. Souvent, dans ses extases, elle avoit ainsi les yeux ouverts, et, même à l'approche de la lumière, les pupiles en étoient aussi dilatées que possible. Elle ne faisoit pas le plus léger mouvement de ses paupières; aussi bien que ses yeux, elles conservèrent leur immobilité, lorsque plusieurs fois et brusquement, j'en approchai les doigts en les agitant (1).

Elle répondit à tous ceux qui l'interrogeoient, sans qu'il fût nécessaire d'établir un rapport entre eux et elle (2).

---

(1) Dans un de ses derniers et plus foibles sommeils magnétiques, elle agita le globe de son œil, dont la pupille, même à l'approche de la lumière, étoit tellement dilatée qu'on reconnoissoit qu'elle ne pouvoit voir. — Comment se fait-il qu'aujourd'hui tu remues les yeux? lui demandai-je. Elle répondit : *Je remue le globe de l'œil, mais non la paupière.* Je reconnus qu'elle disoit vrai. *Note de M. de Strombeck.*

(2) Cela est exactement vrai; mais elle ne permettoit pas in-

Le 10 janvier, je me rendis encore chez elle, et son état fut absolument semblable à celui de la veille.

Le 11, ce fut aussi de même, et je trouvai près d'elle, M. le conseiller intime Marcard. Elle reparla encore du paroxysme qui l'attendoit le 13 (mercredi), et supplia de nouveau qu'on exécutât ponctuellement ses ordres.

Elle désigna avec précision la minute, la seconde à laquelle le sommeil, l'évanouissement et la clair-voyance commenceroient, et quand il faudroit lui donner tout ce qu'elle avoit demandé, comme dans les paroxysmes précédens. Sur la question : quelle heure indiquoit ma montre, que je tenois cachée dans ma main fermée, elle répondit : « Trois heures vingt-neuf minutes ». Elle ne se trompoit pas d'une seconde.

Elle se réveilla à quatre heures précises, comme elle l'avoit prédit. J'observe qu'il n'y avoit dans la chambre, ni montre ni pendule qu'elle pût consulter de l'œil, ou dont la sonnerie pût l'avertir. Son réveil fut semblable à celui d'une personne bien portante, qui sort d'un sommeil rafraîchissant. Son air de séré-

---

différemment la présence de tout le monde. De plusieurs personnes, elle disoit : « Elles rediront ce qu'elles auront vu ; » et elle craignoit beaucoup cela ; aussi ne vouloit-elle pas permettre que ces personnes fussent présentes, lorsque, comme de coutume, nous lui demandions, dans son sommeil magnétique, si le lendemain tel ou tel pouvoit venir. Il en étoit d'autres pour lesquelles elle avoit une horreur décidée. *Note de M. de Strombeck.*

nité ordinaire remplaça subitement la fixité de son regard, et la sorte d'égarement que peignoient ses traits.

Elle m'assura qu'elle ne savoit rien de ce qui s'étoit passé pendant son sommeil magnétique. Je lui demandai, si en sortant de ses paroxysmes, elle ne se sentoit pas indisposée, malade? Elle me répondit, qu'à un peu de fatigue et d'abattement près, elle se trouvoit très-bien. Elle paroissoit en effet jouir d'une très-bonne santé, si l'on en excepte une sorte d'exaltation et d'inquiétude vague qui se peignoient dans tout son être. Ses forces non plus ne sembloient pas diminuées, car presque tous les jours elle faisoit de grandes promenades d'une heure, ou une heure et demie, qu'elle se prescrivoit ordinairement pendant son sommeil magnétique.

Le 12. J'observai de nouveau notre *clairvoyante*. Je ne remarquai rien de nouveau dans son état, sinon qu'elle avoit moins de précision dans ses réponses. L'état de clairvoyance commençoit à s'affoiblir, elle ne désigna point à la minute l'heure qu'indiquoient ma montre, celle de M. Blumenbach, l'horloge du château, et la pendule de la maison; elle n'apercevoit plus ce qui étoit derrière elle. Sur l'observation que je lui en fis, elle me répondit que cela étoit très-bon, et prouvoit que sa guérison avançoit. Il n'échappa pas non plus à M. de Strombeck que notre malade étoit moins clairvoyante; il me dit que cette propriété avoit diminué de jour en jour.

Le 15 janvier parut enfin l'important paroxysme, dont la sommambule attendoit tant pour sa guérison. Il commença à la minute précise indiquée (j'étois présent), la malade devint tout-à-coup sérieuse, son regard devint fixe, et un air d'égarement se peignit sur ses traits. Elle monta sur un tabouret, et se laissa brusquement tomber dans un coin du canapé. Je crois devoir rapporter comme digne de remarque, que dans toute les différentes positions qu'elle prit, soit pendant cette attaque, soit pendant les précédentes, elle ne s'écarta pas un moment des lois de la plus sévère décence; sur ce point elle ne s'oublia jamais.

L'évanouissement qu'elle avoit prédit, commença au moment où elle l'avoit annoncé! Il seroit superflu de répéter ici tout ce qui a été dit dans le procès-verbal que le docteur Köler a dressé, auquel j'ai moi-même mis la main, et dans lequel rien n'a été omis de ce qui s'est passé pendant ce paroxysme.

Je suis persuadé que l'homme le plus attaché à ses doutes auroit chancelé dans son scepticisme, s'il avoit été témoin de cette scène. Il n'y avoit point ici de tromperie, et il auroit été impossible d'abuser autant de témoins, dont quelques-uns étoient médecins (entre autres M. Marcard, dont la correspondance avec Lavater a prouvé qu'il n'avoit pas beaucoup de foi au magnétisme). Il me paroît très-extraordinaire et très-remarquable que la malade, dont la clairvoyance diminuoit à chaque instant, parmi toutes ses erreurs n'en commit pas une seule dans ce qui étoit relatif à elle-même et à sa guérison. Son évanouissement, son sommeil magnétique, son réveil eurent lieu précisément à la minute annoncée. Il n'est pas moins étonnant que cet état magnétique soit né de lui-même sans aucun secours étranger comme chez les autres magnétisés, et par la seule action intérieure des forces vitales du corps de la malade. Hufeland rapporte un semblable fait dans son Journal, au mois d'août de l'année 1809, page 6; mais malheureusement il n'en donne aucun détail.

Aucun être créé ne peut pénétrer dans l'intérieur des secrets de la nature.

Celle, le 15 janvier 1813.

Signé, SCHMIDT.

QUELQUES OBSERVATIONS

Sur les Ouvrages du docteur GMELIN, *relatifs au magnétisme animal.*

———

C'EST avec le plus grand plaisir que j'ai vu mon opinion sur la nature du magnétisme animal confirmée par le premier ouvrage, relatif à cet objet, qui m'est tombé sous la main et que j'ai lu avec attention. Il peut être provoqué par l'art, mais la nature aussi s'en sert, pour guérir par lui les maladies de nerfs. Gmelin avance positivement la même chose dans son premier volume, page 98-100.

« Tous les accidens nerveux, dit-il, provoqués chez certains sujets par des manipulations magnétiques, peuvent aussi naître naturellement, et particulièrement à l'époque du développement de l'état nubile. »

Il rend compte alors de la maladie nerveuse d'une jeune fille, qui offre les mêmes phénomènes que j'ai décrits sous le nom de premier des quatre états de la maladie de Julie. Ce cas peu rare n'a rien de très-remarquable, mais ce qui me paroît l'être beaucoup, c'est ce que Gmelin ajoute, page 100.

« Elle guérit après avoir eu ces attaques pendant environ quatre semaines. Je ne puis attribuer sa guérison à l'effet d'aucun médicament. Je regarde sa maladie comme causée par le développement de l'état nubile ;…. mais l'on a encore trop peu étudié ce développement et les maladies qui en naissent. » Les détails de cette même guérison dont il vient de parler, auroient, ce me semble, été très-utiles pour l'étude de ce développement.

Je me suis rencontré avec Gmelin en avançant que le magnétisme est l'exaltation de l'instinct humain et le sommeil de la raison. Il dit, deuxième partie, page 204 et 205 :

« Mes essais m'ont prouvé que mon éther nerveux, communiqué à un autre par attouchement immédiat, mais non par ma volonté, quelque ferme et fixe qu'elle pût être, faisoit naître en lui une pénétration et une exaltation singulières dans les sens extérieurs, la vue excepté ; et que dans cet état *son instinct animal décuploit de forces, tandis que l'influence de son principe spirituel* (dont les propriétés sont la conscience et la volonté, bases de la moralité), *diminuoit, et cessoit même entièrement, tant que l'action duroit.* »

Quelque flatté que je sois d'être parvenu par mes propres observations aux mêmes résultats que ceux qu'a trouvé un médecin très-habile et très-clairvoyant ; cela ne doit pas m'empêcher d'examiner à l'avenir avec aussi peu de prévention que j'en avois en étudiant cette cure extraordinaire ; car il est perdu pour la physique l'homme qui observe la nature seulement dans l'intention de faire cadrer les phénomènes dont elle lui offre l'aspect, avec le système qu'il a établi (système qui étant fondé par un homme est au moins défectueux, s'il n'est tout à-fait faux), afin de pouvoir dire : « Voyez ! j'avois raison ! »

Dans la troisième partie des Ouvrages du docteur *Gmelin*, ou *Nouvelles Recherches sur le Magnétisme animal*, je trouve encore les ressemblances suivantes avec l'histoire que je viens de raconter.

Page 213. *Les maux de tête* d'une personne en état magnétique cessent à l'approche *de la main d'une femme.* (Comparez ceci avec l'observation du docteur Marcard, page 156).

Pages 274 et 275. Une personne magnétisée devina la pensée du docteur *Gmelin.* (Comparez, page 116 de cette histoire).

Pages 328, 330, 334. Les personnes qui sont tombées dans l'état magnétique sans le secours de l'art, ordonnent des moyens de guérison, dont les suites sont toujours heureuses.

Page 442. L'apposition d'un linge, mouillé d'eau froide, abrège l'état magnétique. (Comparez, page 89 de cette histoire).

Dans l'excellent *Tableau du Magnétisme animal par M. le chirurgien en chef Kluge*, dont j'achève en ce moment la lecture, je trouve les passages suivans, dont les rapports avec l'histoire que je viens de raconter me paroissent remarquables, et sur lesquels je prends la liberté d'appeler l'attention.

Page 173. « Le magnétisme peut être provoqué *par la pile de Volta.* » Julie se mit visiblement dans l'état magnétique *par un procédé galvanique.* (Voy. page 90 et ailleurs de cette histoire).

Page 80. Gmelin fait mention d'une dame , *qui, tous les jours, tomboit d'elle-même dans le somnambulisme.*

Page 185. Si l'état magnétique naît de lui-même, il peut durer plusieurs jours, pendant lesquels le malade veille , ou dort du sommeil ordinaire, et toujours sans sortir de cet état magnétique.

Page 215. *Julie prédit le moment et l'endroit* où elle feroit une chute, et *sa prédiction s'accomplit littéralement.* (Ce fait n'est pas rapporté dans le procès-verbal).

Page 423. Une dame se porta *par instinct et d'elle-même* dans l'état magnétique. (Comparez, page 88 de cette histoire).

Combien je regrette de n'avoir pas lu cet excellent ouvrage avant la maladie de Julie! mon récit auroit peut-être été moins indigne de mon sujet.

FIN.

TABLE DES MATIÈRES.

FIN DE LA TABLE.